医圣千秋 草本神韵

周宏兴恭题

张永臣 著

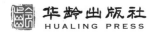

华龄出版社
HUALING PRESS

目 录

草部

谷部

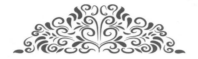

草部

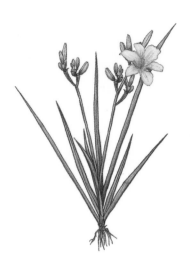

萱草

【释名】亦名忘居、疗愁、丹棘、鹿葱、鹿剑、宜男。

【气味】（苗、花）甘、凉、无毒。

【主治】

　　通身水肿、小便不通。

　　大便后带血。

萱草

多年草本百合萱，

膨大纺锤根块连。

花朵红黄高叶面，

圆形蒴果色泽鲜。

栽植田野水边地，

摘采宜于秋夏间。

性味甘凉能止血，

调经清热利消炎。

【诗解】

1. 古方传承。

2. 黄花菜。

3. 夏秋挖采。

4. 性味甘凉。

5. 清热消炎。

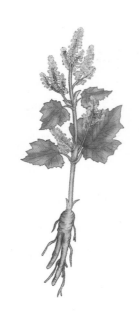

大黄

直茎中空高大粗，

心形叶片壮植株。

小花数朵色红紫，

瘦果微凸短翅出。

长在林缘湿土地，

次春秋季采根须。

性寒味苦归脾胃，

泻热通肠能解毒。

大黄

【**释名**】黄良、将军、火参、肤如。

【**气味**】（根）苦、寒、无毒。

【**主治**】

吐血、鼻血。

伤寒痞满、腰脚风痛。

风热积壅、痰为面病。

腹中痞块、脾癖疳积。

小儿诸热、赤白浊淋。

【**诗解**】

1. 古方传承。

2. 火参。

3. 春秋收采。

4. 归脾胃经。

5. 泻热通肠。

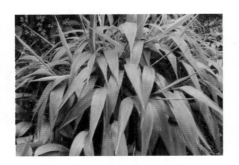

淡竹叶

木化根基绿叶蓬，

细长直茎草丛生。

黄白小穗圆锥状，

颖果成熟鼓肚形。

长在林坡湿涝地，

夏花未放采干青。

甘寒性味归心肺，

清热除烦利尿通。

淡竹叶

【释名】根名碎骨子。

【气味】甘、寒、无毒。

【主治】

（叶）去烦热，利小便，消心。

（根）堕胎、催生。

【诗解】

1. 古方传承。

2. 竹叶。

3. 5—6月收采。

4. 归心肺经。

5. 清热泻火。

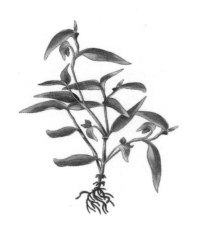

匍茎长节圆柱形，

披针多肉叶互生。

蓝花苞片二三朵，

蒴果开张种子成。

长在山间荒野地，

夏秋收采晒干青。

寒甘性淡归肠胃，

清热排毒利尿通。

鸭跖草

【释名】亦名芩鸡舌草、碧竹草、
竹鸡草、竹叶菜、淡竹叶、耳环草、
碧蝉花、蓝姑草。

【主治】

　　小便不通、赤白痢。

　　喉痹、痔疮肿痛。

【诗解】

1. 古方传承。

2. 鸡舌草。

3. 夏秋收采。

4. 归肠胃经。

5. 清热排毒。

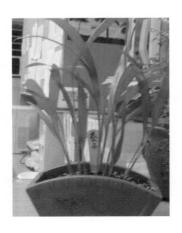

葵

本草丛生颜色青,

圆形绿叶脉鲜明。

晶莹芳茎名滑菜,

葵子泽光豆扁平。

长在山坡荒野地,

夏秋摘采晒干成。

微寒甘味无毒性,

消渴疗伤化乳痈。

葵

【释名】亦名露葵、滑菜。

【气味】（苗）甘、寒、滑、无毒。

【主治】

流行性斑疮、瘘疮不合。

汤火伤成疮、二便不通。

消渴，小便不利。

漏胎下血，血尽子死。

身面疖疮，出黄汁。

产后淋沥、催产。

乳汁不通、胞衣不下。

【诗解】

1. 古方传承。

2. 露葵。

3. 夏秋摘采。

4. 味甘微寒。

5. 消渴化痈。

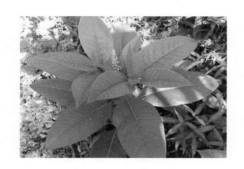

见肿消

乳香奶草见风消，

多叶基生红杆高。

花冠边缘生锯齿，

圆形瘦果裹白毛。

长于荒野丛林下，

秋季收集枯萎椒。

酸涩微毒留气味，

止痛消肿解痒骚。

见肿消

【释名】绿葡萄、五爪金、五爪龙、
山葡萄、玉葡萄、大接骨丹、赤葛、
赤木通。

【气味】酸涩、有微毒。

【主治】

痈肿、狗咬、一切肿毒。

【诗解】

1. 古方传承。

2. 绿葡萄。

3. 秋季收采。

4. 酸涩微毒。

5. 止痛消肿。

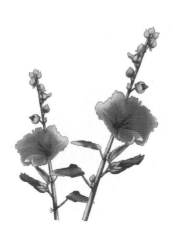

蜀葵

高挑直茎蜀葵鲜，

圆叶披针棱角尖。

花朵盛开多彩色，

种子成熟贮果盘。

生于田野路边地，

秋夏收割宜晒干。

性味甘咸能止血，

解毒利尿治肠炎。

蜀葵

【释名】戎葵、吴葵。

【气味】（苗）甘、微寒、无毒、滑。
（花）咸、寒、无毒。（子）甘、冷、
无毒。

【主治】

小便淋痛、肠胃生痈。

诸疮肿痛、二便不通。

妇女带下、酒赤鼻。

【诗解】

1. 古方传承。

2. 戎葵。

3. 夏秋收采。

4. 性味甘咸。

5. 止血利尿。

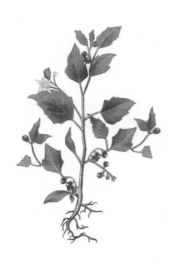

龙葵

互生羽叶柄伸长，

直茎高挑棱角匡。

花冠无毛开裂片，

成熟浆果有泽光。

生于田野路边地，

全草收割秋上忙。

寒苦小毒知性味，

消炎清热治疔疮。

龙葵

【**释名**】苦葵、苦菜、天茄子、水茄、
天泡草、老鸦酸浆草、老鸦眼睛草。

【**气味**】（苗、茎、叶、根）苦、微甘、
滑、寒、无毒。

【**主治**】

去热少睡、小便不通。

坠伤、火焰丹毒。

背痈、诸疮恶肿。

吐血不止、除蚤虱。

【**诗解**】

1. 古方传承。

2. 天泡草。

3. 秋天收割。

4. 味苦小毒。

5. 清热消炎。

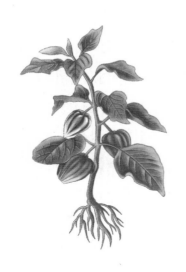

酸浆

草本多年高茎擎，

一节长柄叶互生。

黄白花冠多开片，

浆果球形颜色红。

长在山坡黏土地，

夏秋收采晒干成。

性寒酸苦归脾肺，

清火消结利便通。

酸浆

【释名】醋浆、苦针、苦耽、灯笼草、
虎弁草、天泡草、王母珠、洛神珠。

【气味】（苗、叶、茎、根）苦、寒、
无毒。（籽）酸、平、无毒。

【主治】

　　热咳咽痛、痔疮。

　　肠胃伏热。

【诗解】

1. 古方传承。

2. 灯笼草。

3. 夏秋收采。

4. 归脾肺经。

5. 清火消结。

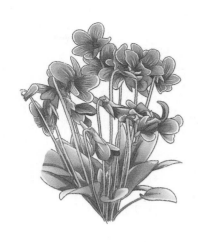

紫花地丁

【释名】箭头草、独行虎、羊角子、米布袋。

【气味】苦、辛、寒、无毒。

【主治】

黄疸内热、痈疽恶疮。

痈疽发背、疔疮肿毒。

紫花地丁

细根短茎箭头扬，

花朵稀白泛紫光。

叶柄边缘伸锯齿。

圆形种子色棕黄。

草丛荒地能生长，

宜在春秋收采藏。

微苦辛寒黏性味，

解毒清热治疔疮。

【诗解】

1. 古方传承。

2. 米布袋。

3. 春秋收采。

4. 辛寒微苦。

5. 清热解毒。

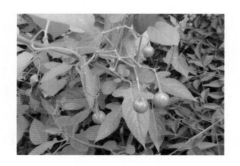

蜀羊泉

【释名】羊泉、羊饴、漆姑草。

【气味】苦、微寒、无毒。

【主治】

　　　黄疸、漆疮。

蜀羊泉

多年草本茎棱长，

羽片披针对叶张。

花冠卵圆青紫色，

球形浆果靓红装。

生于山地向阳处，

秋季收割干储藏。

性味苦寒消肿痛，

解毒清热用煎汤。

【诗解】

1. 古方传承。

2. 漆姑草。

3. 秋季收采。

4. 性寒味苦。

5. 清热消肿。

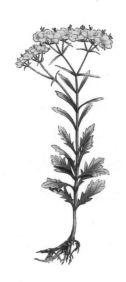

败酱

【释名】苦菜、泽败、鹿肠、鹿首、马草。

【气味】（根）苦、平、无毒。

【主治】

腹痛有脓、产后恶露。

产后腹痛、蟹螋尿疮。

败酱

草本多年味特殊，

对生叶片面毛粗。

圆锥花冠呈白色，

瘦果狭长质翅突。

长在山坡荒草地，

采收当夏晒干株。

咸寒辛苦入肝胃，

清热排脓能解毒。

【诗解】

1. 古方传承。

2. 泽败。

3. 夏季收采。

4. 归肝胃经。

5. 清热解毒。

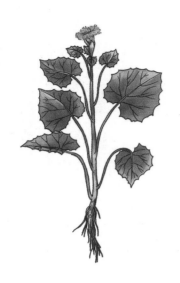

款冬花

草本多年根茎尖，

互生苞叶立前端。

淡黄花冠形如管，

瘦果身披白色棉。

长在河边沙土地，

深冬挖采晾阴干。

温辛微苦归经肺，

下气消渴能化痰。

款冬花

【释名】款冻、颗冻、氐冬、钻冻、
菟奚、虎须。

【气味】辛、温、无毒。

【主治】

久咳不愈、痰嗽带血。
口中疳疮。

【诗解】

1. 古方传承。

2. 虎须。

3. 深冬挖采。

4. 归肺经。

5. 下气消渴。

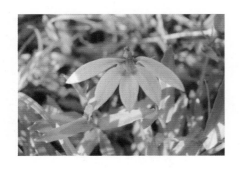

半边莲

细茎匍匐地面层，

条形无柄叶丛生。

粉红花冠裂基部，

朔果如锥籽扁平。

长在稻田湿水岸，

夏秋收采晒干成。

性平辛味归心肺，

清热解毒利尿通。

半边莲

【气味】辛、平、无毒。

【主治】

蛇咬伤、气喘、疟疾。

【诗解】

1. 古方传承。

2. 水仙花草。

3. 夏季收采。

4. 归心肺经。

5. 清热消肿。

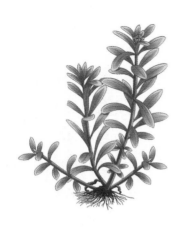

鼠曲草

一年本草茎分枝，

叶片尖头无柄基。

花冠金黄伸管线，

圆形瘦果乳头齐。

路边田野能生长，

春夏收割早采集。

性味微甘宜降压，

止咳平喘去风湿。

鼠曲草

【释名】米曲、鼠耳、佛耳草、无心草、香茅、黄蒿、茸母。

【气味】甘、平、无毒。

【主治】

　　　同款冬花。

【诗解】

1. 古方传承。

2. 香茅。

3. 春夏收采。

4. 性味微甘。

5. 止咳平喘。

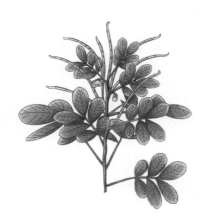

决明

灌木分枝立草丛，

互生复叶柄楔形。

小花黄色伸长梗，

荚果纤长种扁棱。

长在河边山野地，

秋天收采籽须成。

味咸甘苦归经肾，

明目清肝利便通。

决明

【释名】马蹄决明。

【气味】（籽）咸、平、无毒。

【主治】

青盲、雀目。

眼睛红肿、头风热痛。

鼻血不止、癣疮蔓延。

【诗解】

1. 古方传承。

2. 马蹄决明。

3. 秋天收采。

4. 归肾经。

5. 明目清肝。

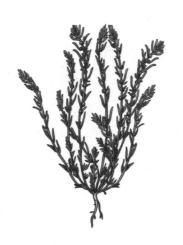

地肤

草本一年立茎直，
披针绿叶短毛稀。
小花黄色串成穗，
胞果圆形籽扁基。
长在路旁山野地，
宜于秋季采干枝。
性辛味苦归经肾，
清热祛风能利湿。

地肤

【释名】地葵、地麦、落帚、独帚、
王帚、扫帚、益明、涎衣草、白地草、
鸭舌草。

【气味】（籽）苦、寒、无毒。

【主治】

目痛、眯目。

雷头风、疝气。

血痢不止、妊娠患淋。

小便不通、眼睛受伤陷下。

【诗解】

1. 古方传承。

2. 鸭舌草。

3. 秋季收采。

4. 归肾经。

5. 清热祛风。

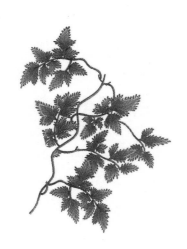

海金沙

根茎匍匐贴地皮，

披针羽叶细毛稀。

别名又叫吐丝草，

孢子身着黄色衣。

长在阴湿山野地，

宜于秋季采藤枝。

性平味淡入肠肾，

通淋消炎治痢疾。

海金沙

【释名】竹园荽。

【气味】甘、寒、无毒。

【主治】

　　热淋急痛。

　　小便不通、脐下闷满。

　　小便膏淋如油。

　　血淋、脾湿肿满。

【诗解】

1. 古方传承。

2. 竹园荽。

3. 秋季收采。

4. 归肠肾经。

5. 通淋消炎。

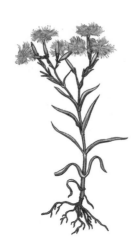

瞿麦

直茎无毛圆柱形，

披针叶片顶端生。

尖长花瓣染红紫，

种子泽光如卵星。

长在林边荒草甸，

夏秋割采晒干青。

性寒味苦归心肾，

破血行经利尿通。

瞿麦

【**释名**】锯句麦、大菊、大半、石竹、南天竺草。

【**气味**】（穗）苦、寒、无毒。

【**主治**】

　　石淋、小便不利。

　　眼睛红肿、生疮。

　　鱼脐疔疮、咽喉骨鲠。

【**诗解**】

1. 古方传承。

2. 石竹。

3. 夏秋收采。

4. 归心肾经。

5. 行经利尿。

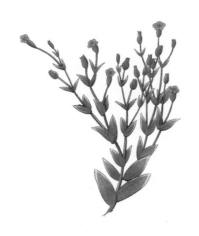

王不留行

【释名】 禁宫花、剪金花、金盏银台。

【气味】（苗、籽）苦、平、无毒。

【主治】

鼻血不止、大便后下血。

刀伤失血、妇女乳少。

头风白屑、痈疽诸疮。

王不留行

立茎分枝两杈撑，

披针对叶卵圆形。

淡红花瓣伸长爪，

蒴果开张籽粒成。

长在麦田山岭地，

夏天收采晒干蓬。

性平味苦归肝胃，

活血通经治乳痈。

【诗解】

1. 古方传承。

2. 剪金花。

3. 夏天收采。

4. 归肝肾经。

5. 活血通经。

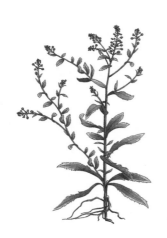

葶苈

【释名】 丁苈、大室、大适、狗荠。

【气味】 （苗、籽）苦、平、无毒。

【主治】

　　阳性水肿、遍身肿满。

　　在腹水肿、肺湿痰喘。

　　咳嗽上气、肺壅喘急。

　　月经不通、突发颠狂。

葶苈

直茎分枝绿草棵，

卵形莲叶顶端斜。

小花细梗黄白色，

角果长圆种子多。

生在田边河谷地，

夏天收采晒干壳。

性寒辛苦归经肺，

行水逐邪平喘咳。

【诗解】

1. 古方传承。

2. 狗荠。

3. 夏天收采。

4. 归肺经。

5. 行水平喘。

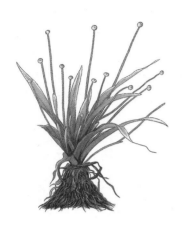

谷精草

一年草本谷精秧，

棱线披针绿叶张。

花茎黄白形倒卵，

成熟蒴果色泽光。

生于湖沼潮湿地，

秋季收割干储藏。

辛甘微苦温性味，

入肝明目治疮疡。

谷精草

【释名】戴星草、文星草、流星草。

【气味】（花）辛、温、无毒。

【主治】

　　脑痛、眉痛。

　　偏正头痛、鼻血不止。

　　目中翳膜、小儿雀盲。

【诗解】

1. 古方传承。

2. 流星草。

3. 秋季收采。

4. 辛甘微苦。

5. 入肝明目。

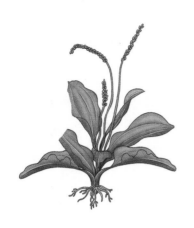

车前

【释名】当道、浮以、马昔、牛遗、牛舌、车轮草、地衣、蛤蟆衣。

【气味】甘、寒、无毒。

【主治】

血淋作痛、老人淋病。

妊妇热淋、阴囊冷痛。

久患内障、补虚明目。

小便不通、小便尿血。

鼻血不止、湿气腰痛。

车前

草本多年具茎须，

根生圆叶柄长出。

小花淡绿存苞片，

蒴果如锥卵状突。

长在路旁沙沃土，

夏天收采种成熟。

性寒微苦甘咸味，

泻热祛痰解酒毒。

【诗解】

1. 古方传承。

2. 车轮草。

3. 夏天收采。

4. 甘咸寒苦。

5. 泻热祛痰。

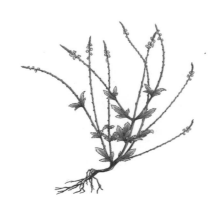

马鞭草

直茎分枝木质棱，

对生羽叶卵圆形。

小花唇冠紫蓝色，

坚果长方熟穗成。

长在河边荒草地，

秋天割采晒干青。

性辛味苦入肝肾，

活血清毒治闭经。

马鞭草

【释名】龙牙草、凤颈草。

【气味】（苗、叶）苦、微寒、无毒。

【主治】

　　疟疾寒热、大腹不肿。

　　阴囊肿痛、乳痈。

　　疥疮、赤白痢。

【诗解】

1. 古方传承。

2. 龙牙草。

3. 秋天收采。

4. 归肝肾经。

5. 活血消毒。

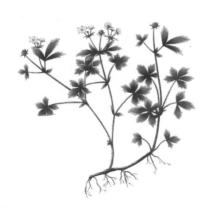

蛇含

多年草本茎毛绢，

叶片基生形卵圆。

聚伞小花黄蕊朵，

皱纹瘦果色泽鲜。

长于山野阴湿地，

夏季收割五爪干。

味苦微寒止肿痛，

解毒清热化咳痰。

蛇含

【释名】蛇衔、威蛇、小龙牙、紫背龙牙。

【气味】苦、微寒、无毒。

【主治】

刀伤出血、身面恶癣。

痈肿瘀血、产后积血等。

【诗解】

1. 古方传承。

2. 小龙牙。

3. 夏季收采。

4. 味苦微寒。

5. 清热化痰。

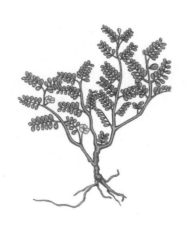

蒺藜

一年草本茎分枝，

复叶互生毛软稀。

花瓣莹黄常早落，

纵棱分果刺坚执。

长于田野路旁地，

秋季收集采籽实。

味苦温辛能解郁，

平肝活血去瘀积。

蒺藜

【释名】名茨、旁通、屈人、止行、休羽、升推。

【气味】（籽）苦、温、无毒。（白蒺藜：甘、温、无毒）

【主治】

腰脊痛、通身浮肿。

大便风秘、月经不通。

难产、蛔虫病。

多年失明、牙齿动摇。

【诗解】

1. 古方传承。

2. 名茨。

3. 秋季收采。

4. 温辛味苦。

5. 平肝活血。

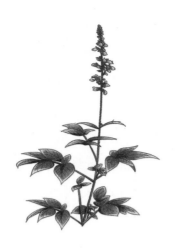

鼠尾草

草本一年直茎扬，

菱形叶片柄宽长。

白花卷筒淡红紫，

坚果柔滑褐色光。

长在山间林荫地，

采割夏季易收藏。

性平味苦能消肿，

清热驱毒治损伤。

鼠尾草

【**释名**】乌草、小青，山陵翘。

【**气味**】（花、叶）苦、微寒、无毒。

【**主治**】

　　大腹水肿、休息痢。

　　长期下血、反花恶疮。

【**诗解**】

1. 古方传承。

2. 小青。

3. 夏季收割。

4. 性平味苦。

5. 清热消肿。

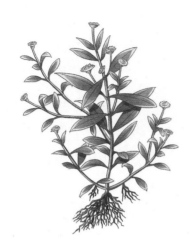

草本一年柔茎轻，

对生叶片短楔棱。

花舌管状呈白色，

瘦果黄黑圆扁形。

长在溪边山野地，

夏秋割取晒干青。

寒酸甘味归肝肾，

止血滋阴治耳鸣。

鳢肠

【释名】莲子草、旱莲草、墨烟草、墨头草、墨菜，猢狲、猪牙草。

【气味】（草）甘、酸、平、无毒。

【主治】

乌须固齿、偏正头痛。

尿血、大便下血。

痔漏疮发、疔疮恶肿。

【诗解】

1. 古方传承。

2. 莲子草。

3. 夏秋收采。

4. 归肝肾经。

5. 止血滋阴。

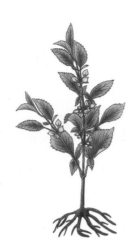

连翘

带蔓枝棱中有节，

对生单叶齿边革。

金黄花冠伸长穗，

蒴果椭圆种子削。

长在荒坡山野地，

秋天收采晒干搁。

性寒味苦归心肺，

清热消毒能散结。

连翘

【释名】异翘、旱莲子、兰华、三廉，
根名连轺、竹根。

【气味】（茎、叶）苦、平、无毒。
（翘根）甘、寒、平、有小毒。

【主治】

癗疬结核、痔疮肿痛。

痈疽肿毒。

【诗解】

1. 古方传承。

2. 旱莲子。

3. 秋天收采。

4. 归心肺经。

5. 清热消毒。

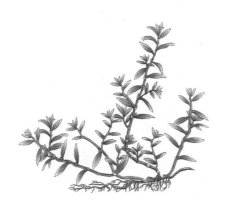

萹蓄

匍茎分枝有角棱，

披针叶片钝楔形。

簇生花蕊绿白粉，

瘦果包围黑褐层。

长在路旁山野地，

夏天收采晒干青。

气辛味苦无毒性，

通淋杀虫利尿灵。

萹蓄

【释名】扁竹、扁辨、扁蔓、粉节草、道生草。

【气味】苦、平、无毒。

【主治】

热黄疸疾、霍乱吐得。

蛔虫病、痔发肿病。

恶疮痂痒。

【诗解】

1. 古方传承。

2. 扁竹。

3. 夏天收采。

4. 气辛味苦。

5. 通淋杀虫。

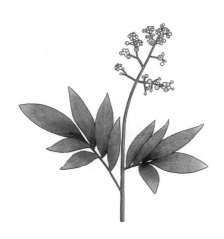

蒴翟

茎有条棱灌木芯，

互生小叶钝边侵。

总花基梗托苞片，

红果形圆颗粒新。

长在潮湿荒野外，

夏秋收采晾干阴。

性平味臭能活血，

消肿祛风舒络筋。

蒴翟

【释名】朔吊、接骨草。

【气味】酸、温、有毒。

【主治】

手中偏风、风湿冷痹。

寒湿腰痛、脚气胫肿内痛。

浑身水肿，坐卧不得。

头风旋晕、产后恶露不尽。

疟疾不止、鳖瘕坚硬。

风疹、丹毒。

【诗解】

1. 古方传承。

2. 接骨草。

3. 夏秋收采。

4. 性平味臭。

5. 活血祛风。

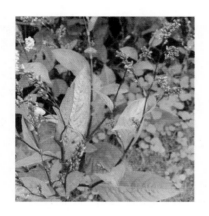

蓝

圆茎分枝俏面庞,

青苗尖叶靛蓝装。

白花红杆生纤穗,

种子成熟倒染缸。

长在河边阴涝地,

水蓼割采夏秋秧。

辛寒味苦无毒性,

止血杀虫敷热疮。

蓝

【气味】（蓼蓝实）苦、寒、无毒。

（蓼蓝叶汁）苦、甘、寒、无毒。

（吴蓝）苦、甘、冷、无毒。

【主治】

小儿赤痢、惊痫发热。

咳嗽气冲、腹中鳖瘕。

唇边生疮、年久不愈。

天泡热疮、疮疹疼痛。

【诗解】

1. 古方传承。

2. 蓝子。

3. 秋季收采。

4. 辛寒味苦。

5. 止血杀虫。

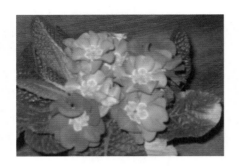

蓝淀

【释名】 名靛。

【气味】 辛、苦、寒、无毒。

【主治】

　　　　肺热咯血、小儿疳痢。

　　　　烂眼、瘰疬未穿。

蓝淀

草本多年蓝靛莹，

对生叶片卵圆形。

紫花壮穗同青黛，

蒴果微发酸气腥。

疯长稻田湿涝地，

采割宜在夏秋中。

寒辛味苦无毒性，

清热杀虫消肿痈。

【诗解】

1. 古方传承。

2. 靛。

3. 夏秋收采。

4. 寒辛味苦。

5. 杀虫消肿。

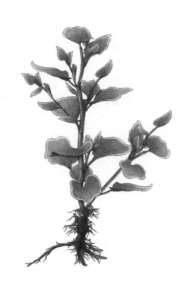

虎杖

虎杖

直茎无毛带紫斑，

互生单叶卵形圆。

小花白色背伸翅，

瘦果三棱红褐颜。

长在溪旁山谷岸，

春秋挖采晒鲜干。

性寒味苦归肝肺，

定痛祛风能化痰。

虎杖

【释名】苦杖、大虫杖、斑杖、酸杖。

【气味】（根）微温。

【主治】

　　　　小便淋、月经不通。

　　　　坚硬如石、痛如刺。

　　　　气奔怪病、消渴。

【诗解】

1. 古方传承。

2. 酸杖。

3. 春秋挖采。

4. 归肝肺经。

5. 定痛祛风。

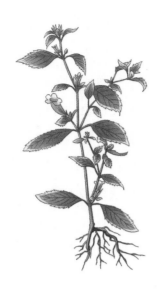

青黛

多年草本茎黑蓝，

叶片无毛形卵圆。

花冠微凹呈紫色，

细狭蒴果种边宽。

生长山野潮湿地，

收采宜于秋夏间。

性味咸寒归肺胃，

解毒清热可消斑。

青黛

【释名】靛花、青蛤粉。

【气味】咸、寒、无毒。

【主治】

肺热咯血、小儿疳痢。

烂眼、瘰疬未穿。

【诗解】

1. 古方传承。

2. 青蛤粉。

3. 夏秋收采。

4. 归肺胃经。

5. 清热消斑。

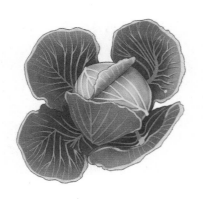

甘蓝

【释名】蓝菜。

【气味】甘、平、无毒。

【主治】

　　利关节，明耳目，久服益肾，其叶使人不思睡，其子使人多睡。

甘蓝

肉茎莲白枝翼无，

基生嫩叶扁圆突。

大花蓝绿形如卵，

角果成熟籽似珠。

栽种田园肥沃土，

采收宜在夏秋初。

性平甘味归肝胃，

清热除湿补肾虚。

【诗解】

1. 古方传承。

2. 蓝菜。

3. 夏秋收采。

4. 归肝胃经。

5. 清热除湿。

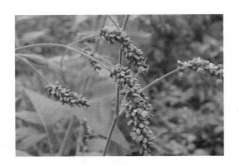

蓼

多年草本茎生根，

狭叶披针无柄伸。

花朵常开红紫色，

圆形瘦果镜凸门。

长于沟畔潮湿地，

春夏收割晒干存，

味淡性温微辣嘴，

散寒活血治麻疹。

蓼

【气味】（实、苗、叶）辛、温、无毒。

【主治】

霍乱烦渴、小儿冷痢。

胃冷不能饮食、冬卧脚冷。

肝虚转筋、吐泻。

【诗解】

1. 古方传承。

2. 水蓼。

3. 7—8 月收采。

4. 归脾胃经。

5. 行滞化温。

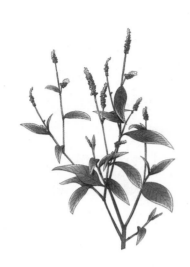

荭草

【释名】游龙、石龙、天蓼、大蓼。

【气味】（实）咸、微寒、无毒。

【主治】

消渴、去热、明目益气、亦治瘰疬、痞块。荭草的花能散血、消积、止痛。

荭草

直茎分枝棱柱长，

圆形叶片色红黄。

白花小朵开当顶，

无果无毛空子房。

生在园林芳草苑，

夏秋割采晒干藏。

微酸甘味能凉血，

明目清肝治损伤。

【诗解】

1. 古方传承。

2. 大蓼。

3. 夏秋收割。

4. 味甘微酸。

5. 明目清肺。

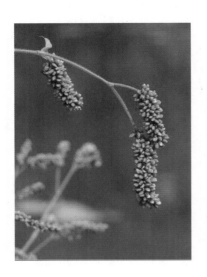

水蓼

直茎斜升根部粗，

互生单叶短毛伏。

弯垂花穗淡红色，

瘦果无光棱扁突。

长在路旁湿涝地，

秋天割采晒干株。

性辛味苦归肠胃，

行滞祛风能解毒。

水蓼

【释名】虞蓼、泽蓼。

【气味】（茎、叶）辛、无毒。

【主治】

蛇咬伤。

脚气肿痛成疮。

【诗解】

1. 古方传承。

2. 泽蓼。

3. 秋天割采。

4. 归肠胃经。

5. 行滞祛风。

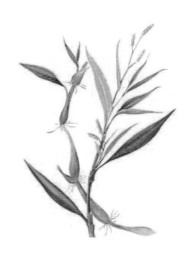

马蓼

【释名】 大蓼、墨记草。

【气味】 （茎、叶）辛、温、无毒。

【主治】

　　杀肠中寄生虫。

马蓼

直茎分枝旺草丛，

披针叶片绿斑青。

小花蕊朵紫红色，

瘦果泽光如卵形。

长在河边湿涝地，

夏秋收采晒干藤。

性温辛苦归脾肺，

发汗消食杀寄生。

【诗解】

1. 古方传承。

2. 墨记草。

3. 夏秋收采。

4. 归脾肺经。

5. 发汗消食。

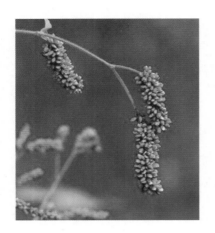

间茹

草本多年直茎长，
对生绿叶泛青光。
小花紫穗间红色，
黑籽根黄掘据扬。
长在河川深谷畔，
暮春挖采晾干藏。
微寒辛味有毒性，
消肿祛痛治疥疮。

间茹

【释名】离娄、掘据、白色者名草间茹。

【气味】（根）辛、寒、有小毒。

【主治】

　　痈疽肿痛。

　　疥疮、伤寒咽痛。

【诗解】

1. 古方传承。

2. 离娄。

3. 暮春挖采。

4. 味辛有毒。

5. 消肿祛痛。

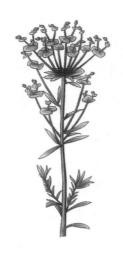

大戟

直茎分枝乳汁鲜，

互生单叶粉白边。

雄花雌蕊淡黄色，

蒴果三棱种卵圆。

长在山坡荒草地，

春秋收采晒株干。

性寒辛苦归脾肾，

泻水杀虫能化痰。

大戟

【释名】邛钜、下马仙。

【气味】（根）苦、寒、有小毒。

【主治】

水肿喘包、水病肿满。

水肿腹大、牙痛。

【诗解】

1. 古方传承。

2. 下马仙。

3. 春秋收采。

4. 归脾肾经。

5. 泻水杀虫。

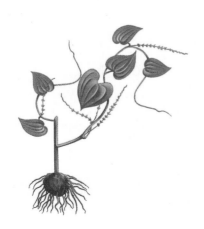

黄药子

藤本多年根茎圆，
互生叶片柄基宽。
小花穗状黄白色，
蒴果弯垂延翅边。
长在林边河谷岸，
初冬挖采晒芋干。
辛凉味苦有毒性，
降火消瘿能化痰。

黄药子

【**释名**】木药子、大苦、赤药、红药子。

【**气味**】（根）苦、平、无毒。

【**主治**】

项瘿、咯血、吐血。

天泡水疮。

【**诗解**】

1. 古方传承。

2. 木药子。

3. 初冬挖采。

4. 味苦有毒。

5. 降火化痰。

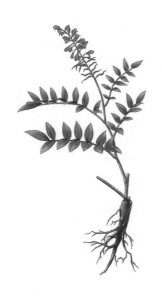

山豆根

【释名】解毒、黄结、中药。

【气味】甘、寒、无毒。

【主治】

急黄、赤白痢。

头风热痛、牙龈肿痛。

喉中发痈、疥癣。

山豆根

灌木分枝直茎粗，

互生复叶顶端突。

蝶形花冠黄白色，

荚果黑皮蓝紫珠。

长在岩石山脚下，

中秋挖采晒根须。

归经肺胃性寒苦，

清热消炎能解毒。

【诗解】

1. 古方传承。

2. 广豆根。

3. 秋季收采。

4. 归肺胃经。

5. 清热消肿。

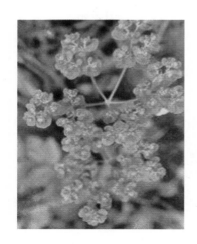

泽漆

直茎无毛分小枝，

互生单叶卵形匙。

总花如伞绿黄色，

蒴果平滑籽褐皮。

生在山沟荒野地，

晚春收采去沙泥。

性寒辛苦归肠肺，

利水杀虫治痢疾。

泽漆

【释名】漆茎、猫儿眼睛草、绿叶绿花草、五凤草。

【气味】（茎、叶）苦、微寒、无毒。

【主治】

咳嗽上气、脉沉。

心下伏瘕、水所蛊病。

脚气赤肿、走路疼痛。

牙痛、瘰疬、癣疮。

【诗解】

1. 古方传承。

2. 五凤草。

3. 晚春收采。

4. 归肠肺经。

5. 利水杀虫。

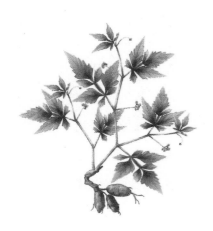

白蔹

白蔹

藤本攀援七角秧，

互生叶片翅微张。

小花形卵淡黄色，

浆果如球蓝紫光。

长在荒山邻灌木，

春秋挖采切根藏。

微寒苦味归心胃，

清热消痈治烫伤。

【释名】白草、白根、兔核、猫儿卵、昆仑。

【气味】（根）苦、平、无毒。

【主治】

疔疮初起、一切痈肿。

脸上粉刺、冻耳成疮。

汤火伤、风痹筋急。

【诗解】

1. 古方传承。

2. 白草。

3. 春秋挖采。

4. 归肠肺经。

5. 清热消痈。

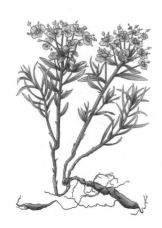

甘遂

【释名】白泽、主田、鬼丑、陵泽、甘泽、重泽、苦泽。

【气味】（根）苦、寒、有毒。

【主治】

水肿腹满、身面浮肿。

肾水流注、大小便不通。

水鼓气淵、脚气肿痛。

疝气偏肿、痞症。

消渴、小儿马脾风。

甘遂

直茎连株乳汁多，

互生单叶阔基楔。

伞花黄色有边角，

蒴果球形种子陀。

长在山沟荒草地，

春秋挖采晒根棵。

性寒味苦归肠肺，

泻水消痰止喘咳。

【诗解】

1. 古方传承。

2. 白泽。

3. 春秋挖采。

4. 归肠肺经。

5. 泻水消痰。

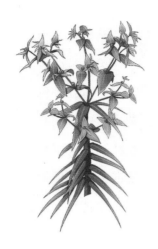

续随子

续随子

直茎分枝色紫红，
对生苞叶卵长形。
花如新月伸三角，
蒴果无毛种子轻。
长在向阳山野地，
整枝割取晒干葱。
微温味苦有毒性，
能治花斑白癜风。

【释名】千金子、千两金、菩萨豆、
拒冬、联步。

【气味】辛温、有毒。

【主治】

　　　小便不通、水肿。

　　　症块、蛇咬伤。

【诗解】

1. 古方传承。

2. 菩萨豆。

3. 种子成熟收采，有毒。

4. 归甘胃经。

5. 治白癜风。

莨菪

莨菪丛株直茎粗，

互连单叶齿纹疏。

钟形花冠红棕色，

蒴果居中萼宿凸。

长在高坡荒草地，

秋冬收采晒根须。

温辛味苦有毒性，

镇痛生肌去血瘀。

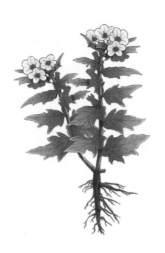

莨菪

【释名】天仙子、横唐、行唐。

【气味】（籽）苦、寒、无毒。

【主治】

突发颠狂、风痹厥痛。

久咳不止、长期水泻。

赤白痢、肠风下血。

脱肛不收、风牙虫牙。

乳痈坚硬、跌打损伤。

【诗解】

1. 古方传承。

2. 天仙子。

3. 秋冬收采。

4. 味苦有毒。

5. 镇痛生机。

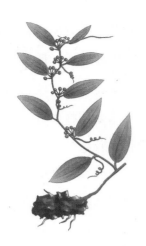

土茯苓

灌木攀援根茎粗，

互生单叶翅突出。

小花纤细呈白色，

浆果球形光感足。

长在半阴荒野地，

冬初挖采晒干株。

性平甘淡归肝胃，

通利除湿能解毒。

土茯苓

【释名】土萆解、刺猪苓、山猪粪、草禹余粮、仙遗粮、冷饭团、硬饭、山地栗。

【气味】（根）甘、淡、平、无毒。

【主治】

梅毒、骨挛痈漏。

瘰疬溃烂。

【诗解】

1. 古方传承。

2. 山地栗。

3. 冬初挖采。

4. 归甘胃经。

5. 通利除湿。

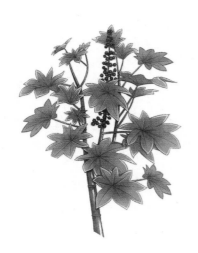

蓖麻

直茎无毛有粉层，

互生单叶盾圆形。

密集花蕊呈红色，

蒴果如球籽亮莹。

各地栽培肥沃土，

宜于秋季采实成。

甘平辛味归肠肺，

消肿拔毒泻滞通。

蓖麻

【气味】（籽）甘、辛、平、有小毒。

【主治】

口目歪斜、风气头痛。

鼻塞不通、咽中疮肿。

水气胀满、脚气病。

小便不通、子宫脱出。

催生下胎、一切毒肿。

【诗解】

1. 古方传承。

2. 草麻子。

3. 秋季收采。

4. 归肠肺经。

5. 消肿拔毒。

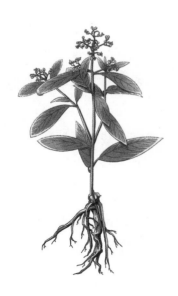

常山

灌木枝棱毛短柔，

圆形叶片有尖头。

蓝白花朵吐丝线，

浆果成熟黑色稠。

长在林阴湿润地，

夏秋挖采晒干收。

性寒辛苦归肝肺，

截疟劫痰治瘿瘤。

常山

【释名】恒山、互划、鸡屎草、鸭屎草。

【气味】苦、寒、有毒。

【诗解】

1. 古方传承。

2. 鸡屎草。

3. 夏秋挖采。

4. 归肝肺经。

5. 截疟劫痰。

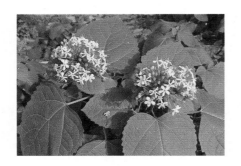

蜀漆

灌木高枝带绿芽，

对生叶片顶端发。

蓝花间紫形圆卵，

蒴果成熟黑面滑。

长在林缘湿润地，

采挖当夏晒干扎。

辛温味苦有毒性，

截疟祛痰消症瘕。

蜀漆

【释名】蜀漆是常山的苗，功用是相同。

【气味】辛、平、有毒。

【主治】

牡疟、妊娠疟疾。

小儿惊风暴死。

【诗解】

1. 古方传承。

2. 常山苗。

3. 夏季收采。

4. 辛温味苦。

5. 截疟劫痰。

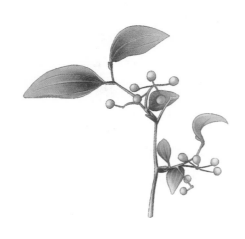

菝葜

茎根弯曲不规则，

尖叶互生柄阔楔。

黄绿小花披裂片，

球形蒴果裹红壳。

长于灌木丛林下，

四季收集晒刺棵。

甘苦无毒通小便，

祛风消肿治关节。

菝葜

【释名】亦名门冬、颠勒、颠棘、
天棘、万岁藤。

【气味】（根）苦、平、无毒。

【主治】

肺痿咳嗽、吐涎。

肺劳风热、风颠发作。

小肠偏坠、痈疽。

【诗解】

1. 古方传承。

2. 天棘。

3. 四季收采。

4. 甘苦无毒。

5. 祛风消肿。

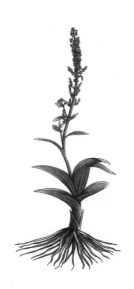

藜芦

粗壮植株立茎擎，

互生叶片卵圆形。

花披黄绿间深褐，

蒴果三棱种扁平。

长在高坡湿草甸，

宜于六月采山葱。

寒辛味苦有毒性，

催吐祛痰治中风。

藜芦

【释名】山葱、葱苒、葱炎、葱葵、
丰芦、憨葱、鹿葱。

【气味】辛、寒、有毒。

【主治】

    中风、牙关紧闭。

    痰疟、黄疸肿疾。

    牙齿虫痛、头风白屑。

    疥癣虫疮、误吞水蛭。

【诗解】

1. 古方传承。

2. 山葱。

3. 六月收采。

4. 辛寒味苦。

5. 催吐祛痰。

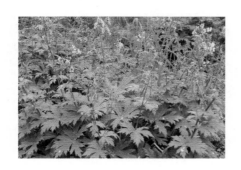

附子

直茎光滑黑外皮，

互生叶片裂楔基。

无毛花朵色蓝紫，

附子环纹不整齐。

长在山坡邻灌木，

中秋挖采去沙泥。

辛甘大热有毒性，

救逆回阳归肾脾。

附子

【释名】其母名曰乌头。

【气味】辛、温、有大毒。

【主治】

少阴伤寒、阴病恶寒。

阴盛格阳、中风痰厥。

风病瘫缓、风寒湿痹。

小儿慢惊、小儿囟陷。

【诗解】

1. 古方传承。

2. 乌头子。

3. 中秋挖采。

4. 大热有毒，归脾肾经。

5. 救逆回阳。

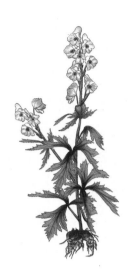

天雄

天雄

直茎斜伸黑褐颜，

互生叶片卵形圆。

小花张翅色蓝紫，

种子三棱两面宽。

长在山坡邻灌木，

采收当夏晒根干。

大毒辛热归经肾，

兴火祛风能散寒。

【释名】白幕。

【气味】辛、温、有大毒。

【主治】

元阳虚损、男子失精。

大风癞。

【诗解】

1. 古方传承。

2. 白幕。

3. 夏季收采。

4. 辛热大毒，归肾经。

5. 祛风散寒。

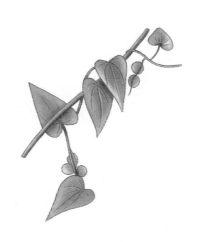

萆解

薯蓣多年茎蔓生，

披针叶片状心形。

雌雄花穗呈黄色，

蒴果成熟两翅平。

长在陡坡山谷岸，

春秋挖采晒根藤。

性平味苦入肝胃，

强骨祛湿治中风。

萆解

【释名】赤节、百枝、竹木、白菝葜。

【气味】（根）苦、平、无毒。

【主治】

腰脚痹软、小便频数。

白浊、肠风痔漏。

头痛发汗。

【诗解】

1. 古方传承。

2. 赤节。

3. 春秋挖采。

4. 归甘胃经。

5. 强骨祛湿。

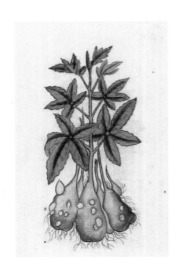

侧子

【气味】辛、大热、有大毒。

【主治】

痈肿风痹、腰脚疼。

筋挛急、遍身风疹等。

侧子

根块纺锤倒卵形，

互生叶片状楔菱。

无毛花瓣紫蓝色，

圆果芒尖横脉莹。

长在山坡邻灌木，

采挖八月晒干丛。

有毒湿热除湿痹，

治冷舒筋祛大风。

【诗解】

1. 古方传承。

2. 即子。

3. 八月收采。

4. 辛热大毒，归肝心脾经。

5. 祛风散寒。

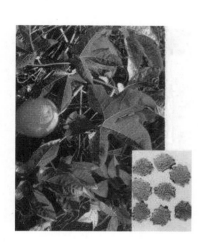

漏篮子

【释名】木鳖子、虎掌。

【气味】苦、辛、有毒。

【主治】

恶痢冷漏疮、恶疮疬风。

漏篮子

直茎倾斜下杆光，

互生叶片裂当央。

无毛花瓣色蓝紫，

尖果形圆横脉张。

长在山坡邻灌木，

夏秋挖采晒干藏。

味辛气热有毒性，

止痢生肌治恶疮。

【诗解】

1. 古方传承。

2. 木鳖子。

3. 夏秋挖采。

4. 伟辛有毒。

5. 止痢生肌。

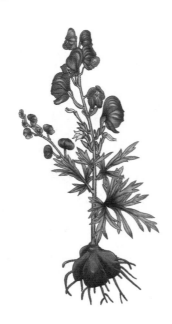

乌头

直茎分枝根块连，

互生叶片裂边缘。

鲜花双瓣紫蓝色，

种子棱形两面宽。

成长山坡荒草地，

采挖宜在夏秋间。

大毒辛苦归心肾，

止痛祛风能散寒。

乌头

【释名】乌喙、草乌头、土附子、奚毒、

耿子、毒公、金鸦。

【气味】（乌头）辛、温、有大毒。（乌

喙，一名两头尖）辛、微温、有大毒。

（射罔）苦、有大毒。

【主治】

中风瘫痪、瘫痪顽负。

腰脚冷痛、久患头风。

耳鸣耳痒、喉痹口噤。

内痔不出、疔毒恶肿。

【诗解】

1. 古方传承。

2. 土附子。

3. 夏秋收采。

4. 辛苦大毒，归心肾经。

5. 止痛祛风。

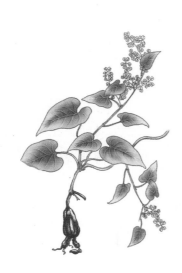

何首乌

基茎中空缠绕藤，

互生叶片卵狭形。

小花蕊朵绿白色，

瘦果椭圆黑褐明。

长在山坡石缝隙，

春秋挖采晒根枯。

甘温苦涩归肝肾，

通便消痈能解毒。

何首乌

【释名】交藤、夜合、地精、陈知白、马肝厂、桃柳藤、九真藤、赤葛、疮帚、红内消。

【气味】（根）苦、涩、微温、无毒。

【主治】

骨软风疾、皮里作痛。

自汗不止、肠风下血。

破伤血出、瘰疬结核。

痈疽毒疮、大风疬疾。

【诗解】

1. 古方传承。

2. 地精。

3. 春秋挖采。

4. 归肝肾经。

5. 消痈解毒。

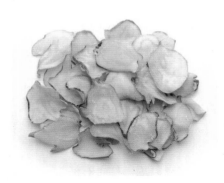

白附子

白附子

高大植株块茎长，

箭形叶片角边扬。

紫红花朵开当顶，

浆果成熟泽亮光。

栽种阴湿庄稼地，

秋天挖采晒干藏。

性毒辛味归肝胃，

通络祛风治破伤。

【气味】辛、甘、大温、有小毒。

【主治】

　　风痰眩晕、赤白清真斑。

　　喉痹肿痛、偏附疝气。

　　小儿慢脾惊风。

【诗解】

1. 古方传承。

2. 独角莲。

3. 秋季挖采。

4. 归胃肝经。

5. 祛风定惊。

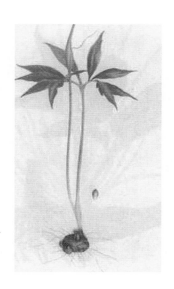

虎掌

高茎斜横皮褐娇，

基生叶片带绿毛。

白花两性形如卵，

瘦果狭长依附牢。

长在高山荒草地，

全年收采晒根苗。

小毒辛苦归肝肺，

清热舒筋治扁桃。

虎掌

【释名】虎膏、鬼。

【气味】苦、温、有大毒。

【主治】

　　小儿惊风、口眼斜。

　　角弓反张、痰迷心窍。

　　小儿解颅、下颚脱。

　　喉风喉痹、身面疣子。

【诗解】

1. 古方传承。

2. 虎膏。

3. 全年收采。

4. 辛苦大毒，归肝肺经。

5. 清热舒筋。

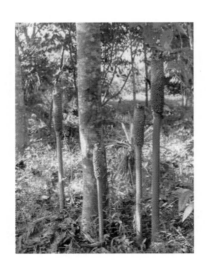

局箬

【释名】鬼芋、鬼头。

【气味】（根）辛、寒、有毒。

【主治】

痈肿风毒、亦治消竭。

局箬

灌木植株高竿扬，

披针叶片脉横张。

小花紫穗色泽绿，

颖果成熟铜面光。

长在山坡荒野地，

一年四季采挖藏。

性凉味苦归肝肺，

降逆排毒治烫伤。

【诗解】

1. 古方传承。

2. 鬼芋。

3. 四季挖采。

4. 归肝肺经。

5. 降逆排毒。

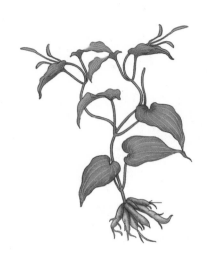

百部

茎蔓无毛百部棵，

轮生叶片带微波。

花披形卵色泽紫，

蒴果椭圆籽粒多。

长在竹林山野地，

春秋挖采晒干搁。

微温甘苦有毒性，

润肺杀虫治久咳。

百部

【释名】婆妇草、野天门冬。

【气味】（根）甘、微温、无毒。

【主治】

咳嗽、遍身黄肿、熏衣虱。

【诗解】

1. 古法归传承。

2. 野天门冬。

3. 春秋挖采。

4. 甘苦有毒。

5. 润肺杀虫。

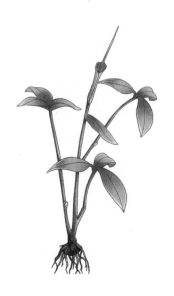

半夏

草本多年块茎圆，

披针小叶两侧尖。

绿花佛焰出苞外，

浆果如球被子连。

长在山坡荒野地，

秋天挖采晒烘干。

辛温毒性归脾肺，

降逆消痞能化痰。

半夏

【释名】守田、水玉、地文、和姑。

【气味】（根）辛、平、有毒。

【主治】

老人风痰、风痰头晕。

热痰咳嗽、湿痰咳嗽。

气痰咳嗽、呕吐反胃。

老人便结、失血喘急。

【诗解】

1. 古方传承。

2. 守田。

3. 秋田挖采。

4. 辛温有毒，归脾肺经。

5. 降逆消痞。

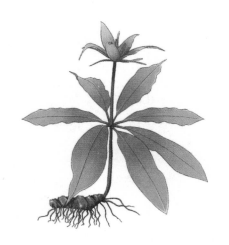

蚤休

单茎无毛根有节，

轮生叶片短尖楔。

顶端花朵金黄色，

蒴果球形种子多。

长在谷边林荫地，

全年挖采晒干搁。

微寒辛苦有毒性，

清热熄风平喘咳。

蚤休

【释名】蚳休、螫休、紫河车、重台、重楼金线、三层草、七叶一枝花、草甘遂、白甘遂。

【气味】（根）苦、微寒、有毒。

【主治】

惊痫、瘰疬、痈肿。

【诗解】

1. 古方传承。

2. 紫河东。

3. 全年挖采。

4. 辛苦有毒。

5. 清热平喘。

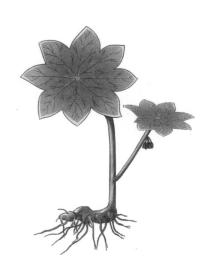

鬼臼

直茎蓬枝八角娇，
圆形叶片面无毛。
伞花蕊朵呈红色，
浆果成熟种子超。
长在山坡湿润地，
秋天挖采晒根苗。
微温辛苦有毒性，
辟恶祛痰治肺痨。

鬼臼

【释名】九说、天说、鬼药、解毒、
爵犀、马目毒公、害母草、羞天花、
术律草、枸田草、独脚莲、独荷草、
山荷叶、旱荷、八角盘、唐婆镜。

【气味】（根）辛、温、有毒。

【主治】

　　子死腹中。

　　发寒发热、身上长疮。

【诗解】

1. 古方传承。

2. 山荷叶。

3. 秋天挖采。

4. 辛苦有毒。

5. 辟恶祛痰。

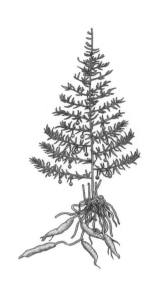

天门冬

天门冬

【释名】亦名门冬、颠勒、颠棘、
天棘、万岁藤。

【气味】（根）苦、平、无毒。

【主治】

肺劳风热、风颠发作。

小肠偏坠、痈疽。

天门冬

细茎分枝伸翅棱，

扁平叶片刺鳞生。

小花淡绿形如卵，

浆果如球颜色红。

长在庭园山野地，

秋冬挖采煮蒸烘。

性寒甘苦归经肺，

润燥滋阴利便通。

【诗解】

1. 古方传承。

2. 田棘。

3. 秋冬挖采。

4. 归肺经。

5. 润燥滋阴。

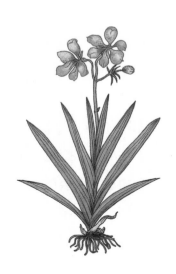

射干

【释名】乌扇、乌、乌吹，乌蒲、凤、鬼扇，扁竹、仙人掌、紫金牛、野萱花、草姜、黄远。

【气味】（根）甘、平、有毒。

【主治】

咽喉肿痛、喉痹不通。

二便不通、诸药不效。

腹部积水、皮肤发黑。

阴疝肿刺、乳痈初起。

射干

草本多年高茎节，

扁平叶列剑形叠。

小花蓝朵桔黄色，

蒴果成熟黑子壳。

长在山坡田野地，

春秋挖采晒干搁。

性寒味苦归经肺，

清热消炎散郁结。

【诗解】

1. 古方传承。

2. 仙人掌。

3. 春秋挖采。

4. 归肺经。

5. 清热消炎。

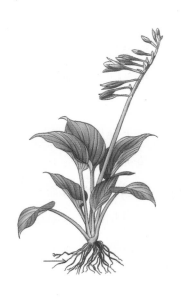

玉簪

草本多年根茎长，

卵形叶片柄伸张。

芳香花朵呈白色，

蒴果成熟如柱桩。

长在阴湿荒野地，

夏秋收采晒干藏。

寒辛味苦有毒性，

清热消炎治烫伤。

玉簪

【释名】白鹤仙。

【气味】（根）甘、辛、寒、有毒。

【主治】

解一切毒，下骨鲠，涂痈肿。

【诗解】

1. 古方传承。

2. 白鹤仙。

3. 夏秋收采。

4. 辛苦有毒。

5. 清热消炎。

风仙

粗茎高株草本纲，

披针叶片齿缘张。

腋生花瓣粉红色，

蒴果开启子扁长。

栽种田园肥沃土，

夏秋收采晒干藏。

辛温甘苦有毒性，

活血祛风治损伤。

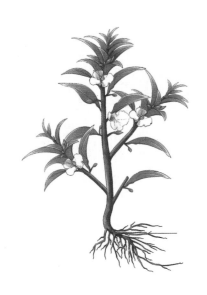

凤仙

【释名】急性子、旱珍珠、金凤花、小桃红，夹竹桃、海，染指甲草，菊婢。

【气味】（子）微苦、温、有小毒。（花）甘、滑、温、无毒。（根、叶）苦、甘、辛、有小毒。

【主治】

噎食不下、咽中骨鲠。

蛇咬伤、打伤肿痛。

【诗解】

1. 古方传承。

2. 夹竹桃。

3. 夏秋收采。

4. 味甘苦辛有毒。

5. 祛风活血。

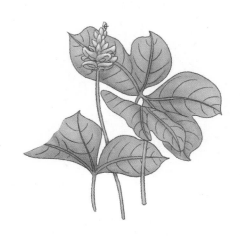

葛

黄褐粗毛藤本纲，

互生复叶顶端张。

蝶形花朵紫蓝色，

荚果平圆种赤光。

长在山坡湿润地，

秋冬挖采切干藏。

甘辛凉性归脾胃，

止泻升阳消渴强。

葛

【释名】鸡齐、鹿藿、黄斤。

【气味】（根）甘、辛、平、无毒。

【主治】

　　伤寒、烦躁热渴。

　　心热吐血、热毒下血。

　　酒醉不醒、疖子初起。

【诗解】

1. 古方传承。

2. 黄斤。

3. 秋冬挖采。

4. 归脾胃经。

5. 止泻升阳。

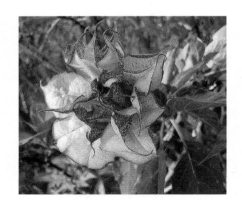

坐拿草

草本多年直茎扬，

青枝绿叶脉疏张。

紫花蕊朵呈白色，

蒴果成熟表面光。

长在山坡荒野地，

夏季收采晒干藏。

味辛气热有毒性，

壮骨祛风治损伤。

坐拿草

【气味】辛、热、有毒。

【主治】

跌打损伤、风痹，亦壮盘骨。

膈上虚热、小便赤涩。

【诗解】

1. 古方传承。

2. 蔓草类植物。

3. 夏季收采。

4. 味辛有毒。

5. 壮骨祛风。

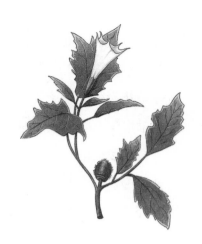

曼陀罗花

【释名】风匣儿、山茄子。

【气味】（花、籽）辛、温、有毒。

【主治】

　　　脸上生疮、小儿慢惊。

　　　大肠脱肛、作麻醉药。

曼陀罗花

温带一年草木棵，

互生单叶茎光泽。

喇叭花冠紫白色，

蒴果形圆种扁陀。

长在河边山野地，

秋天收采晒干搁。

有毒辛味归肝肺，

止痛除湿平喘咳。

【诗解】

1. 古方传承。

2. 山茄子。

3. 秋天收采。

4. 归肝肺经。

5. 止痛平喘。

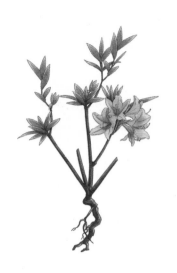

羊踯躅

【释名】黄踯躅、黄杜鹃、羊不食草、闹羊花、惊羊花、老虎花、玉枝。

【气味】（花）辛、温、有大毒。

【主治】

　　风痰注痛、风湿痹痛。

羊踯躅

灌木光滑枝短粗，

互生单叶簇集突。

金黄花冠绿斑点，

蒴果形圆毛细疏。

长在丘陵荒草地，

全年挖采晒根须。

归肝辛味有毒性，

定痛祛风能散瘀。

【诗解】

1. 古方传承。

2. 黄杜鹃。

3. 全年挖采。

4. 归肝经，有毒。

5. 定痛祛风。

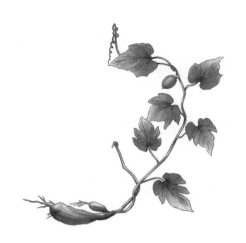

王瓜

细茎多枝草质藤，
互生叶片卵圆形。
喇叭花冠呈白色，
瓠果成熟皮褐红。
长在疏林邻灌木，
秋天收采贮通风。
平凉味苦归心肾，
清热消瘀治闭经。

王瓜

【释名】土瓜、钩、老鸦瓜、马瓞瓜、赤雹子、野甜瓜、师姑草、公公须。

【气味】（根）苦、寒、无毒。（籽）酸、苦、平、无毒。

【主治】

小儿发黄、黄疸变黑。

小便不通、大便不通。

乳汁不下、月经不利。

反胃吐食、筋骨痛。

【诗解】

1. 古方传承。

2. 土瓜。

3. 秋天收采。

4. 归心神经。

5. 清热消淤。

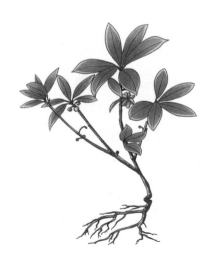

芫花

细茎高枝灌木棵，

对生叶片质如革。

花开当顶色泽紫，

独子一颗存果核。

长在路旁山野地，

春天收采晒干搁。

有毒辛苦归脾肺，

泻水杀虫治喘咳。

芫花

【释名】杜芫、赤芫、去水、毒鱼、头痛花、儿草、败华。根名黄大戟、蜀桑。

【气味】（花、根）辛、温、有小毒。

【主治】

突发咳嗽、咳嗽有痰。

干呕胁痛、水肿。

久疟，腹胁坚痛。

子宫结块，月经不通。

牙痛难忍，诸药不效。

痈肿初起、痔疮。

【诗解】

1. 古方传承。

2. 杜芫。

3. 春天收采。

4. 归脾肺经，有毒。

5. 泻水杀虫。

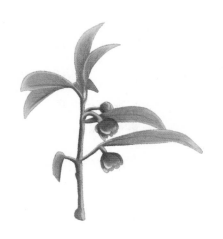

莽草

灌木分枝皮褐莹，

互生复叶窄楔形。

小花蕊朵呈红色，

八角新葵香气浓。

长在阴湿山谷岸，

宜于春夏采收成。

温辛味苦有毒性，

消肿祛风治乳痈。

莽草

【释名】芒草、鼠莽。

【气味】（叶）辛、温、有毒。

【主治】

　　贼风肿痹、小儿风阘。

　　头风久痛、瘰疬结核。

　　乳肿不消。

【诗解】

1. 古方传承。

2. 芒草。

3. 春夏收采。

4. 味苦辛有毒。

5. 消肿祛风。

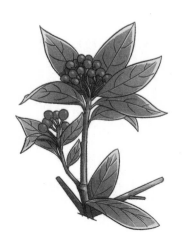

茵芋

灌木茵芋绿小枝，

互生叶片细毛稀。

芳香花朵黄白色，

圆果形球黑子皮。

长在山中林荫地，

春秋收采晒干湿。

小毒味苦归肝肾，

通痹祛风治挛急。

茵芋

【**释名**】莞草、卑共。

【**气味**】（茎、叶）苦、温、有毒。

【**主治**】

手足枯痹拘挛、脚气病。

【**诗解**】

1. 古方传承。

2. 莞草。

3. 春秋收采。

4. 归肝肾经，小毒。

5. 痛痹祛风。

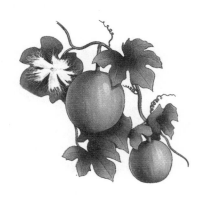

栝楼

【释名】果裸、瓜蒌、天瓜、黄瓜、地楼、泽姑，根名白药、天花粉、瑞雪。

【气味】苦、寒、无毒。

【主治】

痰咳不止、干咳。

痰喘气急、肺痿咳血。

妇女夜热、黄疸。

久痢、吐血、屙血。

咽喉肿痛，不能发声。

栝楼

草本多年茎有棱，

互生叶片卵心形。

流苏花冠呈白色，

圆果黄瓤种子橙。

长在山坡湿涝地，

秋天收采晾干成。

微寒甘苦归肠胃，

清热宽胸治肺痈。

【诗解】

1. 古方传承。

2. 瓜蒌。

3. 秋天收采。

4. 归肠胃经。

5. 清热宽胸。

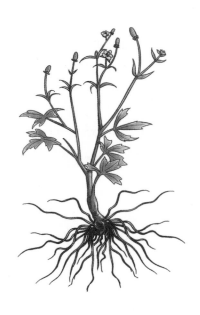

石龙芮

【释名】地椹、天豆、石能、鲁果能、水堇、苦堇、堇葵、胡椒菜彭根。

【气味】（籽）苦、平、无毒。（叶）甘、寒、无毒。

石龙芮

草本一年青茎直，
基生叶片扁圆齐。
小花聚伞淡黄色，
瘦果无毛长喙及。
长在水边阴涝地，
夏天收采晒干枝。
性平味苦归心肺，
消肿拔毒截疟疾。

【诗解】

1. 古方传承。
2. 天豆。
3. 夏天收采。
4. 归心肺经。
5. 消肿拔毒。

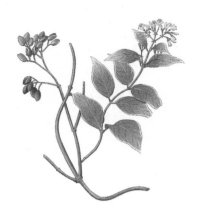

钩吻

藤本光枝细茎修，

对生单叶柄无钩。

斗形花冠呈黄色，

蒴果椭圆种子稠。

长在向阳山野地，

全年可采晒干收。

大毒辛苦归心肺，

止痛祛风抗肿瘤。

钩吻

【**释名**】野葛、毒根、胡蔓草、断肠草、黄藤、火把花。

【**气味**】辛、温、大有毒。

【**主治**】

　　脚膝痹痛、四肢拘挛。

　　恶疮疥虫、咳逆上气。

【**诗解**】

1. 古方传承。

2. 野葛。

3. 全年可采。

4. 归心肺经，大毒。

5. 止痛祛风。

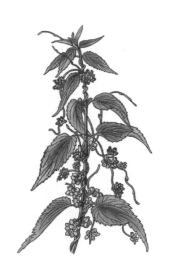

菟丝子

【释名】菟缕、菟 、菟芦丘、赤纲、
玉女唐蒙、火焰草、野狐丝、金线草。

【气味】（籽）辛、甘平、无毒。

【主治】

消渴不止、白浊遗精。

小便淋沥、小便赤浊。

腰膝疼痛、肝伤目暗。

身、面突然浮肿。

癣疮、痔疮。

菟丝子

细茎纠缠根寄生，

叶稀片大卵鳞形。

如壶花冠呈白色，

蒴果球圆种亮晶。

长在路边荒野处，

秋天收采晒干星。

性平辛味入肝肾，

明目安胎能固精。

【诗解】

1. 古方传承。

2. 金线草。

3. 秋天收采。

4. 归肝胃经。

5. 明目安胎。

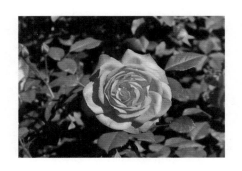

月季花

灌木分枝尖刺长，

卵形复叶腺毛张。

红花蕊朵玫瑰色，

圆果如梨呈月光。

栽种庭园芳草地，

夏秋收采晒干藏。

甘温味淡入肝肾，

活血调经治损伤。

月季花

【**释名**】月月红、胜春、瘦客、斗雪红。

【**气味**】甘、温、无毒。

【**主治**】

活血、消肿、敷毒。

【**诗解**】

1. 古方传承。

2. 月月红。

3. 夏秋收采。

4. 归肝肾经。

5. 活血调经。

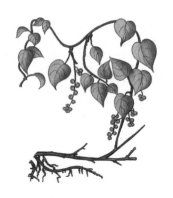

五味子

【释名】山花椒、秤砣子、面藤、五梅子。

【气味】酸、温、无毒。

【主治】

　　益气，咳逆上气，劳伤羸瘦，补不足，强阴，益男子精。养五脏，除热，生阴中肌。治中下气，止哕逆，补虚劳，令人体悦泽。明目，暖水脏，壮筋骨，治风消食，反胃霍乱转筋癖奔豚冷气，消水肿心腹气胀，止渴，除烦热，解酒毒。生津止渴，治泻痢，补元气不足，收耗散之气，瞳子散大。治喘咳燥嗽，壮水镇阳。

五味子

木质青藤灰茎枝，

互生叶片阔楔基。

乳白花朵杂红粉，

浆果如球种褐皮。

长在向阳山野地，

秋天摘采晒干实。

甘温酸味归心肺，

益气强阴治梦遗。

【诗解】

1. 古方传承。

2. 山花椒。

3. 秋天摘采。

4. 归心肺经。

5. 益气强阴。

覆盆子

木本红枝亮粉莹，

簇生复叶卵长形。

顶端花瓣呈白色，

核果如球重量轻。

长在山坡林荫下，

秋天收采晒干青。

辛甘微热无毒性，

益肾轻身能固精。

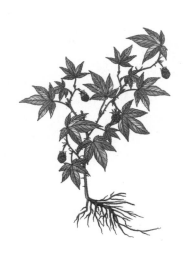

覆盆子

【释名】奎、西国草、毕楞伽、大麦莓、插田包、乌包子。

【气味】甘、平、无毒。

【主治】

益肾脏，治阳痿，缩小便，补肚明目（叶亦有明目作用）。

【诗解】

1. 古方传承。

2. 奎。

3. 秋天收采。

4. 辛甘微热。

5. 益肾轻身。

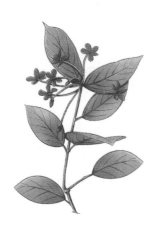

使君子

藤本柔毛鲜嫩枝，

对生叶片柄尖齐。

花蕾颜色呈红紫，

圆果成熟黑褐皮。

长在路旁临灌木，

秋天收采晒干实。

味甘温性归脾胃，

泻痢杀虫消腹积。

使君子

【释名】留求子。

【气味】甘、温、无毒。

【主治】

小儿脾疳、小儿痞块。

蛔虫病、小儿虚肿。

虫牙疼痛。

【诗解】

1. 古方传承。

2. 留求子。

3. 秋天收采。

4. 归脾肺经。

5. 泻痢杀虫。

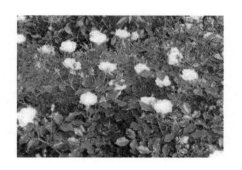

营实墙蘼

弯曲攀援边刺粗，

卵形小叶钝圆突。

小花簇朵呈白色，

果柄结实红褐珠。

长在丘陵邻灌木，

秋天收采未成熟。

性凉酸味归脾肺，

清热祛风消肿毒。

营实墙蘼

【释名】蔷薇、山棘、牛棘、牛勒、刺花。

【气味】（营实即蔷薇子）酸、温、无毒。（根）苦、涩、冷、无毒。

【主治】

消渴尿多、小儿尿床。

口咽痛痒、口舌糜烂。

痈肿疔毒、刀伤肿痛。

【诗解】

1. 古方传承。

2. 蔷薇。

3. 秋天收采。

4. 归脾肺经。

5. 清热消肿。

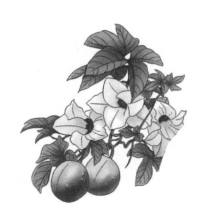

木鳖子

草质粗藤茎纵棱，

互出叶片鼓突生。

披针花冠浅黄绿，

瓠果椭圆种色棕。

长在林边肥沃土，

秋冬摘采晒干烘。

有毒味苦归脾胃，

消肿疗疮治乳痈。

木鳖子

【释名】木蟹。

【气味】（仁）甘、温、无毒。（现代认为：木鳖子有大毒，不可食）。

【主治】

酒疸脾黄、脚气肿痛。

阴疝偏坠、腹中痞块。

肛门痔痛、多年瘰疬。

小儿丹瘤、风牙肿痛。

【诗解】

1. 古方传承。

2. 木蟹。

3. 秋冬收采。

4. 归脾胃经，有毒。

5. 消肿疗疮。

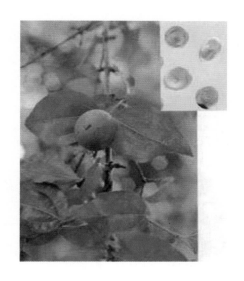

番木鳖

乔木光枝圆柱形，

对生单叶树皮青。

总苞花冠呈白色，

浆果如球表面莹。

长在树丛炎热带，

秋冬摘采晒干轻。

温寒味苦有毒性，

消肿祛湿通络经。

番木鳖

【释名】马钱子、苦实把豆、火失刻把都。

【气味】（仁）苦、寒、无毒。（现代认为：番木鳖有大毒，不可食）。

【主治】

伤寒热病、咽喉痹痛。

消痞块。

【诗解】

1. 古方传承。

2. 马钱子。

3. 秋冬摘采。

4. 味苦有毒。

5. 消肿祛湿。

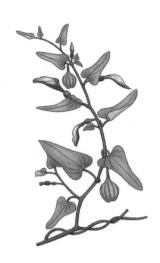

马兜铃

藤本兜铃柔茎长，

互生叶片脉开张。

花被蕊朵绿黄紫，

蒴果椭圆种翅扬。

长在灌丛溪两岸，

秋天摘采晒干藏。

性寒味苦归肠肺，

平喘清痰治痔疮。

马兜铃

【释名】都淋藤、独行根、土青木香、
去南根、三百两银药。

【气味】（实）苦、寒、无毒。

【主治】

水肿喘急、肺气喘急。

痔瘘肿痛。

【诗解】

1. 古方传承。

2. 独行根。

3. 秋天收采。

4. 归肠肺经。

5. 平喘清痰。

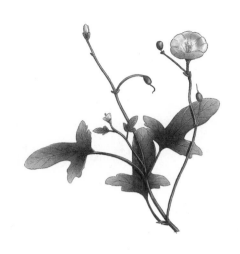

旋花

草本植株茎绕缠，

卵形叶片角端尖。

紫红花冠有白色，

蒴果包皮黑褐颜。

长在农田山野地，

夏秋收采晾阴干。

味甘温性归经肺，

益气生髓去面皯。

旋花

【释名】旋、盘根、续筋根、鼓子花、肠草、美草、天剑草、缠枝牡丹。

【气味】（花）甘、（根）辛、温、无毒。

【主治】

腹中寒热邪气（用根），脸上黑痣。亦利小便，续筋骨，合刀伤，治丹毒，补劳损，益精气。

【诗解】

1. 古方传承。

2. 天剑草。

3. 夏秋收采。

4. 归心肺经。

5. 益气生髓。

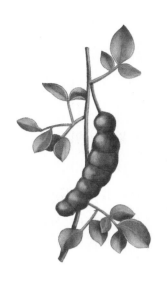

盍藤子

【释名】象豆、盍子、合子。

【气味】（仁）涩、甘、平、无毒。

【主治】

喉痹肿痛、五痔下血。

肠风下血。

盍藤子

藤本青枝扭茎长，

顶生羽叶卷须扬。

芳香花朵淡黄色，

荚果成熟种褐光。

长在山坡临灌木，

冬春集采去壳藏。

性平味涩归肠胃，

止血消斑治痔疮。

【诗解】

1. 古方传承。

2. 象豆。

3. 冬春收采。

4. 归肠胃经。

5. 止血消斑。

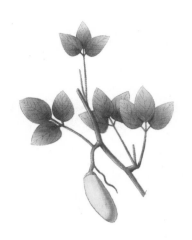

预知子

绕茎分枝木本藤，

复生小叶卵圆弓。

单花蕊朵紫红色，

肉果成熟子扁平。

长在江南山野地，

夏秋收采晒干成。

性寒味苦归肝胆，

活血祛痰利便通。

预知子

【释名】圣知子、圣先子、盍合子、
仙沼子。

【气味】（籽、仁）苦、寒、无毒。

【主治】

精神病、疠风。

【诗解】

1. 古方传承。

2. 圣知子。

3. 夏秋收采。

4. 归肝胆经。

5. 活血祛痰。

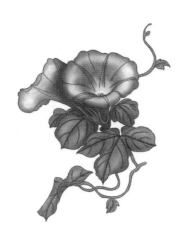

牵牛子

【释名】 黑丑、草金铃、盆甑草、狗耳草。

【气味】 （籽）苦、寒、有毒。

【主治】

大便不通、水盅胀满。

水肿尿涩、脚肿。

小儿肿病、大小便不利。

风热赤眼、脸上粉刺。

一切痈疽、无名肿毒。

牵牛子

草本攀援绕茎棵，

互生叶片骤尖楔。

披针花冠紫红色，

蒴果球形子褐泽。

长在田间墙脚下，

秋天割采晒干搁。

性毒味苦归肠肺，

泻水消痰治喘咳。

【诗解】

1. 古方传承。

2. 狗耳草。

3. 秋天割采。

4. 归肠肺经。

5. 泻水消痰。

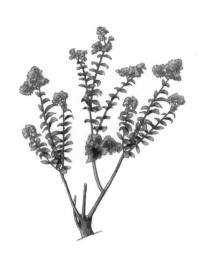

紫葳

藤本凌霄茎具棱，

对生复叶羽毛形。

桔红花冠卷钟筒，

蒴果长狭种扁平。

长在田园芳草地，

全年收采晒干成。

甘寒辛味归脾肾，

凉血行瘀治痛风。

紫葳

【释名】凌霄、陵苕、陵时、女葳、
苀华、武威、瞿陵、鬼目。

【气味】（花、根）酸、微寒、无毒。
（茎、叶）苦、平、无毒。

【主治】

妇女血崩、粪后下血。

消渴、通身风痒。

大风疠疾、悲羊疮。

【诗解】

1. 古方传承。

2. 凌霄。

3. 全年收采。

4. 归脾肾经。

5. 凉血行淤。

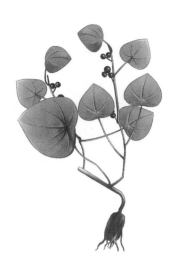

白药子

【释名】白药。

【气味】（根）辛、温、无毒。

【主治】

  风痰上雍、咽喉肿痛。

  吐血不止、眼烂生翳。

白药子

本质青藤老茎粗，

互生叶片扁圆突。

小花单性色泽绿，

核果球形红紫珠。

长在林丛湿润地，

秋冬收采去根须。

微寒辛苦归脾肺，

清热消炎能解毒。

【诗解】

1. 古方传承。

2. 白药。

3. 秋冬收采。

4. 归脾肺经。

5. 清热消炎。

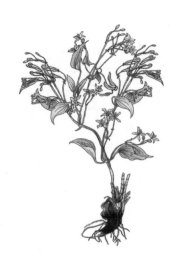

威灵仙

干茎攀援黑褐皮，

对生复叶广楔基。

圆锥花朵呈白色，

瘦果柔毛狭卵齐。

长在草丛临灌木，

秋天挖采晒干枝。

辛温咸苦归经肺，

通络祛风散癖积。

威灵仙

【气味】（根）苦、温、无毒。

【主治】

腰脚诸痛、手足麻痹。

喘咳呕逆、不能进食。

腹中痞积、痔疮肿痛。

【诗解】

1. 古方传承。

2. 铁扫帚。

3. 秋季挖采。

4. 归膀胱经，有毒。

5. 祛风通络。

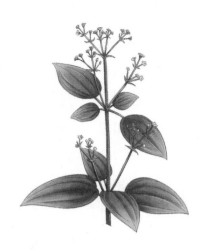

茜草

草本多年茎四棱，
轮出叶片卵圆形。
顶生花冠绿白色，
浆果成熟黑变红。
长在丛林山野地，
春秋挖采晒干藤。
归肝苦味有寒性，
凉血通经治漏崩。

茜草

【释名】茅搜、茹芦、地血、染绯草、
血见悉、风车草、过山龙、牛蔓。

【气味】（根）苦、寒、无毒。

【主治】

吐血、妇女经闭。

蛊毒、脱肛。

【诗解】

1. 古方传承。

2. 风车草。

3. 春秋挖采。

4. 归肝经。

5. 凉血通经。

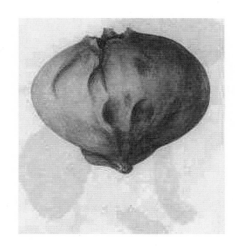

马勃

紫褐灰菌香末菇，

裂纹网状造孢凸。

海绵纸质乳白色，

大肚如球圆壁珠。

长在山坡荒野地，

夏秋收采待成熟。

辛平性味归经肺，

止血清咽能解毒。

马勃

【释名】马批、马疕、灰菰、牛屎菰。

【气味】辛、平、无毒。

【主治】

咽喉肿痛，不能咽物。

失音、久咳、积热吐血。

妊娠吐血及鼻血。

【诗解】

1. 古方传承。

2. 灰菰。

3. 夏秋收采。

4. 归肺经。

5. 止血清咽。

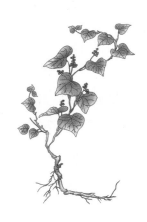

防己

藤本光枝柔茎滑，
互生叶片卵长狭。
半圆花瓣色泽紫，
蒴果球形红种荚。
长在丘陵山野地，
秋天挖采晒干扎。
性寒味苦归经肺，
利水祛风降血压。

防己

【释名】解离、石解。

【气味】辛、平、无毒。

【主治】

皮肤水肿、关节风湿微肿。

小便淋涩、喘满。

伤寒喘急、肺痿喘嗽。

咯血多痰、堆乱吐利。

【诗解】

1. 古方传承。

2. 石解。

3. 秋天挖采。

4. 归肺经。

5. 利水祛风。

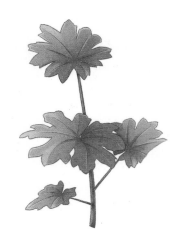

通草（通脱木）

木茎高枝毛密灰，

聚生叶片齿尖垂。

卵形花瓣呈白色，

浆果如球肉质黑。

长在向阳肥厚土，

秋天割取晒干髓。

微寒甘淡归经肺，

消肿通经乳汁催。

通草（通脱木）

【释名】木通、附支、丁翁、万年藤，子名燕覆。

【气味】辛、平、无毒。

【主治】

上能通心清肌、治头痛、利九窍，下能泄湿热、利小便、通大肠，治遍身拘痛。

通草根：可治项下瘿瘤。

通草子：厚肠胃，令人能食，止渴，利小便。

【诗解】

1. 古方传承。

2. 通草。

3. 秋天收采。

4. 归肺经。

5. 消肿通经。

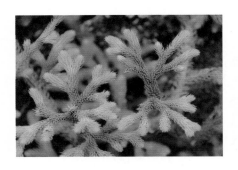

石松

【气味】苦、辛、温、无毒。

【主治】

久患风痹、脚膝疼冷。

皮肤麻木。

石松

主茎匍匐枝扁张，

叶坚纸质线披长。

顶生襄穗形圆柱，

孢子膜薄颜色黄。

长在高坡山草甸，

夏秋收采晒干藏。

辛温味苦无毒性，

消肿除湿治烫伤。

【诗解】

1. 古方传承。

2. 灯笼草。

3. 夏季收采。

4. 辛温味苦。

5. 消肿除湿。

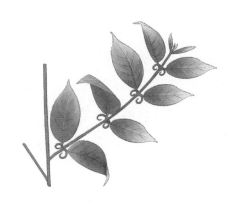

钩藤

树干光滑枝变形，

对生叶面短毛丛。

椭圆花冠呈黄色，

蒴果成熟种翅莹。

长在溪边林谷地，

春秋收采晒钩藤。

微寒甘苦发斑疹，

清热平肝能定惊。

钩藤

【**气味**】甘、微寒、无毒。

【**主治**】

　　小儿惊热、斑疹。

【**诗解**】

1. 古方传承。

2. 金钩草。

3. 秋冬收采。

4. 归肝心经。

5. 清热定惊。

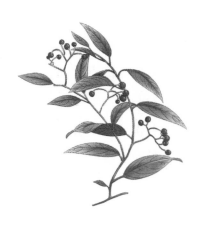

白英

草本多年茎密生，
琴形叶片面毛丛。
顶层花冠蓝白色，
浆果圆球熟后红。
长在路旁山野地，
夏秋收采晒干藤。
小毒味苦归肝胃，
清热消炎治乳痈。

白英

【释名】谷菜、白草、白幕、排风，
籽名鬼目。

【气味】（根、苗）甘、寒、无毒。

【主治】

风疹、丹毒、瘴疟。

目赤头旋。

【诗解】

1. 古方传承。

2. 谷菜。

3. 夏秋收采。

4. 归肝胃经，小毒。

5. 清热消炎。

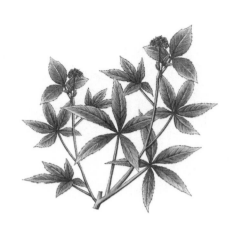

乌蔹莓

蔓茎分枝有丛棱，

对生复叶卵圆形。

小花三角绿黄色，

浆果皮黑种子莹。

长在山林荒野谷，

夏秋收采晒干成。

性寒酸苦归肝胃，

清热祛湿消肿痈。

乌蔹莓

【释名】五叶莓、茏草、拔、茏葛、五爪龙、赤泼藤。

【气味】酸、苦、寒、无毒。

【主治】

小便尿血、项下热肿。

乳痈、恶疮初起。

跌打损伤。

【诗解】

1. 古方传承。

2. 五叶莓。

3. 夏秋收采。

4. 归肝胃经。

5. 清热祛湿。

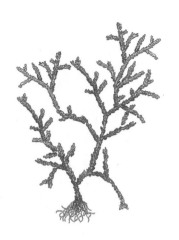

卷柏

草本多年主茎青，

并行复叶卵圆形。

四棱襄穗生枝顶，

孢子长芒膜质轻。

长在岩坡石内缝，

春秋收采晒干成。

性平辛味止咳逆，

破血强阴能益精。

卷柏

【释名】万岁、长生不死草、豹足、求股、交时。

【气味】辛、平、无毒。

【主治】

咳逆、脱肛、淋结。

生用破血、炙用止血。

【诗解】

1. 古方传承。

2. 万岁。

3. 春秋收采。

4. 性平味辛。

5. 强阴益精。

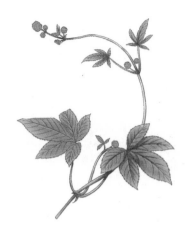

律草

【释名】 勒草、葛勒蔓、来莓草。

【气味】 甘、苦、寒、无毒。

【主治】

> 小便石淋、小便膏淋。
>
> 尿血、久痢、疟疾。
>
> 遍体癞疮。

律草

草本一年长蔓殊，

对生叶片刺尖出。

小花蕊朵淡黄色，

瘦果形圆如硬珠。

长在沟边荒野地，

夏秋收采晒干株。

性寒甘苦归经肺，

清热消瘀能解毒。

【诗解】

1. 古方传承。

2. 来莓草。

3. 夏秋收采。

4. 归肺经。

5. 清热解毒。

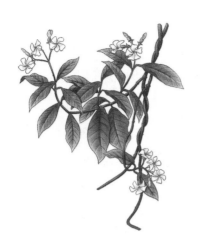

络石

【释名】石鲮、石龙藤、悬石、耐冬、
云花、云丹云英、石血、云珠。

【气味】苦、温、无毒。

【主治】

小便白浊、痈疽热痛。

喉痹肿塞、喘息不通。

络石

赤茎分枝表面黄，

对出叶片阔楔张。

芳香花冠呈白色，

裂果双生荚细长。

攀附山石高岫壁，

秋天收采晒干藏。

微寒味苦归肝肾，

通络祛风治损伤。

【诗解】

1. 古方传承。

2. 耐冬。

3. 秋天收采。

4. 归肝肾经。

5. 通络祛风。

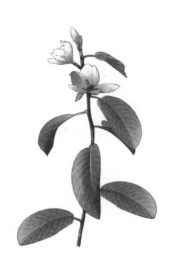

木莲

乔木枝芽红褐泽，

互生叶片面光洁。

芳香莲朵呈白色，

种子椭圆存果壳。

长在丘陵沙质土，

全年收采晒干搁。

性寒辛味归肠肺，

通便祛风能止咳。

木莲

【释名】薜荔、木馒头、鬼馒头。

【气味】（叶）酸、平、无毒。（果实）甘、平、涩、无毒。

【主治】

遗精、肾囊肿大。

大便下血、脱肛。

痈疽初起、乳汁不通。

白癜风、疥癣等。

【诗解】

1. 古方传承。

2. 薜荔。

3. 全年收采。

4. 归肠肺经。

5. 祛风止咳。

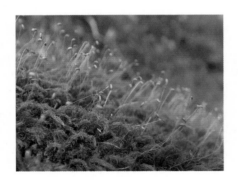

土马

直茎分枝扭曲张，

叶边锯齿内弯长。

植株粗壮色泽绿，

孢蒴方棱毛褐黄。

长在沼泽山野地，

夏秋收采晒干藏。

性凉味苦归脾肺，

清热排毒治损伤。

土马

【气味】甘、酸、寒、无毒。

【主治】

鼻血不止、二便不通。

少年发白。

【诗解】

1. 古方传承。

2. 土马。

3. 夏秋收采。

4. 归脾肺经。

5. 清热止血。

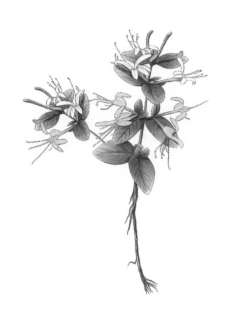

忍冬

灌木多年绿茎莹，
对生叶片卵圆形。
双花合瓣金银色，
浆果成熟黑籽星。
长在山坡荒野地，
秋冬割采晒干青。
性寒甘苦入心肺，
清热排毒通络经。

忍冬

【释名】金银藤、鸳鸯藤、鹭鸶藤、老翁须、左缠藤、金钗股、通灵草、蜜桶藤、金银花。

【气味】甘、温、无毒。

【主治】

痔瘘、一切肿毒。

疔疮便毒、喉痹乳蛾。

恶疮不愈、热毒血痢。

身上发青、中野菌毒。

【诗解】

1. 古方传承。

2. 金银花。

3. 夏秋冬收采。

4. 归心肺经。

5. 清热排毒。

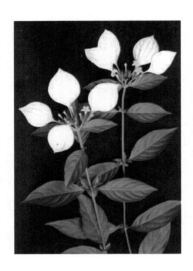

甘藤

砍断粗藤蜜汁生，

五星黄朵色晶莹。

顶出白叶伸长柄，

蒴果如锤子寓中。

长在江南山谷地，

秋冬割取晒干成。

甘平气味无毒性，

通血调中止渴宁。

甘藤

【释名】甘藤又叫甜藤（《嘉》）、感藤。生长在江南的山谷中。藤粗如鸡蛋，形状像木防己，外表美观。将藤砍断吹气，气从另一头出来，汁甘美如蜜。

【气味】甘、平、无毒。

【主治】

亦名甜藤。断藤流汁，甘美如蜜。有解毒和血之效。

【诗解】

1. 古方传承。

2. 甜藤。

3. 秋冬收采。

4. 味甘气平。

5. 通血调中。

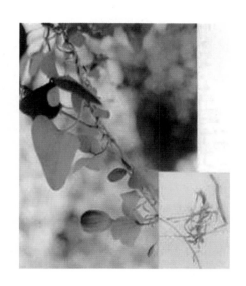

含水藤

【释名】 含水藤生岭南及诸海边山谷。状若葛，叶似枸杞。多在路旁，行人乏水处便吃此藤，故以为名。越南、朱、儋耳无水处，皆种大瓠藤，取汁用之。藤状如瓠，断之水出，饮之清美。

【主治】

解渴、防暑。

含水藤

一丈高枝大瓠藤，

互生叶片卵圆形。

芳香花瓣呈白色，

浆果成熟皮褐红。

长在岭南山海岸，

全年可采汁清凉。

甘寒平淡无毒性，

止渴祛湿治痛风。

【诗解】

1. 古方传承。

2. 全年可采。

3. 甘平无毒。

4. 止渴祛湿。

天仙藤

草本粗根弱茎擎，

互生叶片卵圆形。

顶端花蕊泽黄绿，

蒴果成熟子扁平。

长在山坡荒野地，

晚秋割取晒干藤。

性温味苦归脾肾，

活血祛风消肿宁。

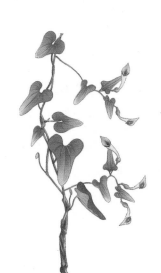

天仙藤

【释名】 本品为马兜铃科植物马兜铃或北马兜铃的干燥地上部分。秋季采割，除去杂质，晒干。

【气味】苦、温。

【主治】

疗水肿，解疝痛。

【诗解】

1. 古方传承。

2. 晚秋收割。

3. 归脾肾经。

4. 活血祛风。

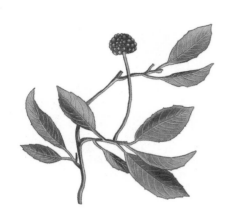

紫金藤

藤本棱枝皮孔明，

短尖叶片卵圆形。

雌雄花朵淡黄色，

浆果如球种扁平。

长在江南林下地，

秋天收采晒干青。

辛温味涩无毒性，

活血祛风治闭经。

紫金藤

【释名】中药紫藤为豆科植物紫藤
的茎或茎皮。夏季采收茎或茎皮，
晒干。

【主治】

　　　　补男子肾，敷恶疮肿毒。

【诗解】

1. 古方传承。

2. 秋天收采。

3. 辛温味涩。

4. 活血祛风。

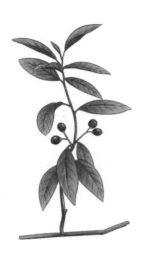

南藤

绿茎膨节香气藤，
互生叶片钝圆容。
密集花朵呈白色，
浆果如球疣子形。
长在林间湿润处，
秋天收采晒干成。
辛温甘烈无毒性，
补肾祛风止骨疼。

南藤

【释名】南藤即丁公藤也。生南山山谷，今出泉州、荣州。生依南木，故名南藤。

【气味】

辛、温。

【主治】

治风。

【诗解】

1. 古方传承。

2. 秋天收采。

3. 辛温甘烈。

4. 补肾祛风。

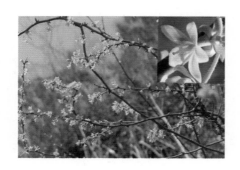

清风藤

藤本攀援枝下垂，

互生叶片面毛飞。

小花两性淡黄色，

分果形圆中肋亏。

长在林缘山谷地，

全年可采晒干堆。

温辛味苦无毒性，

活血祛风治脊椎。

清风藤

【释名】落叶藤本；嫩枝绿色，有细柔毛。叶卵状椭圆形，长 3.5–6.5 厘米，宽 2.5–3.5 厘米，顶端短尖，基部钝圆，全缘，两面近无毛；叶柄短，在秋季不与叶同时脱落而成针刺状，宿存。

【气味】

　　苦、平。

【主治】

　　治风湿麻痹。

【诗解】

1. 古方传承。

2. 全年可采。

3. 辛温味苦。

4. 活血祛风。

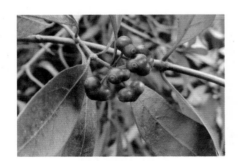

百灵藤

藤本攀援长柄突，

幼枝嫩叶落毛疏。

小花聚伞色泽绿，

爬脚节生亮果珠。

长在山间邻灌木，

全年收采晒干株。

微温甘苦有毒性，

活络舒筋能补虚。

百灵藤

【释名】木质藤本，长约3米；枝条被单列短柔毛，老渐脱落，直径约2毫米，具有乳汁。

【主治】

治风痹。

【诗解】

1. 古方传承。

2. 全年收采。

3. 甘苦有毒。

4. 活络舒筋。

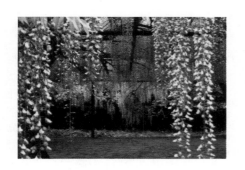

紫藤

灌木攀援绕茎藤，

顶生大叶卵圆形。

蝴蝶花冠紫蓝色，

荚果狭长子扁平。

长在林缘空旷地，

夏秋收采晒干成。

小毒甘苦归经肾，

利水杀虫治腹疼。

紫藤

【释名】紫藤，中药名。为豆科植物紫藤的茎或茎皮。分布于华北、华东、中南、西南及辽宁、陕西、甘肃。北方为种植，长江以南有野生。

【气味】

味甘、苦、性微温、小毒。

【主治】

有小毒，治水（一种心疾）。

【诗解】

1. 古方传承。

2. 夏秋收采。

3. 归肾经。

4. 利水杀虫。

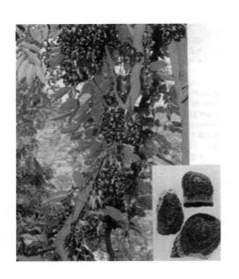

落雁木

藤本攀援枝蔓长，

对生绿叶似茶芳。

无花无果能缠树，

雁宿丛中落野冈。

长在海南偏远地，

春芽收采晒干藏。

味平甘淡无毒性，

活血祛风治内伤。

落雁木

【释名】生雅州。味甘，性平，无毒。治产后血气痛，并折伤内损等疾。其苗作蔓，缠绕大木，苗、叶形色大都似茶，无花实。彼土人四月采苗，入药用。

【主治】

治脚气肿。

【诗解】

1. 古方传承。

2. 春季收采。

3. 甘淡味平。

4. 活血祛风。

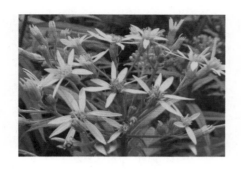

千里及

草本攀援木茎枝,

互生叶片面毛稀。

筒花舌状呈黄色,

瘦果形圆白表皮。

长在路旁荒野地,

秋天收采晒干湿。

辛凉味苦有毒性,

清热杀虫治痢疾。

千里及

【释名】本品为菊科千里光属植物
千里光,以全草入药。夏秋采收,
洗净,鲜用或晒干。

【气味】苦、辛、凉、有小毒。

【主治】

　　　　有小毒,治赤痢、眼疾。

【诗解】

1. 古方传承。

2. 秋天收采。

3. 味苦有毒。

4. 清热杀虫。

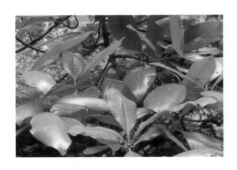

海藤

乔木高枝藤本扬，

对出叶片卵形张。

簇生花蕊呈黄色，

浆果如球表面光。

长在南国湿热地，

切割皮部储脂汤。

凉酸味涩无毒性，

止血杀虫治创伤。

海藤

【释名】藤黄科藤黄，以胶树脂入药。

【主治】

　　　有毒、杀虫。

【诗解】

1. 古方传承。

2. 藤黄。

3. 割皮部脂汤。

4. 止血杀虫。

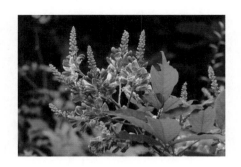

鸡血藤

木质柔毛藤本扬，

披针复叶网开张。

密集花冠玫瑰色，

荚果形圆种扁长。

长在林间山谷地，

秋冬收采晒干藏。

性温甘苦归肝肾，

补血调经治萎黄。

鸡血藤

【释名】鸡血藤是灌木密花豆的藤茎，主产于广西。

【气味】味苦、甘、温。

【主治】

治妇人月经不调，关节酸痛，手足麻木等症。

【诗解】

1. 古方传承。

2. 秋冬收采。

3. 归肝肾经。

4. 补血调经。

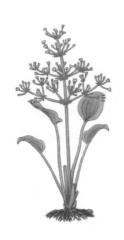

泽泻

草本多年块茎纯，

宽圆叶片卵形匀。

小花长梗呈白色，

瘦果成熟皮褐深。

长在沼泽阴涝地，

冬天枯萎采挖根。

性寒味淡归经肾，

泄泻清湿治眩晕。

泽泻

【**释名**】水泻、鹄泻、及泻、渝、
芒芋、禹孙。

【**气味**】（根）甘、寒、无毒。

【**主治**】

　　水湿肿胀、暑天吐泻。

【**诗解**】

1. 古方传承。

2. 水泻。

3. 冬天收采。

4. 归肾经。

5. 泻泄清湿。

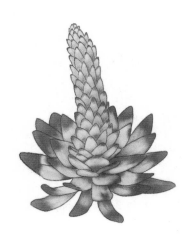

昨叶何草

草本一年曰瓦松，

株高近尺叶如蓬。

远望直茎立房顶，

铁塔天王享美名。

长在老屋石裂缝，

采苗七月晒干成。

味酸平淡无毒性，

清热生津止血宁。

昨叶何草

【释名】瓦松、瓦花、向天草、赤者名铁脚婆罗门草、天王铁塔草。

【气味】酸、平、无毒。

【主治】

小便沙淋、通经破血。

头风白屑、汤火伤。

【诗解】

1. 古方传承。

2. 瓦松。

3. 七月收采。

4. 味酸平淡。

5. 清热生津。

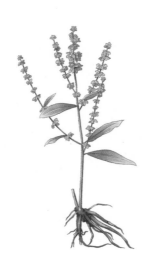

羊蹄

【释名】蓄、秃菜、败毒菜、牛舌菜、羊蹄大黄、鬼目、东方宿、连虫陆、水黄芹，籽名金荞麦。

【气味】（根）苦、寒、无毒。

【主治】

结肠、肠风下血。

喉痹、顽癣、湿癣。

羊蹄

草本多年直茎擎，

丛生叶片面圆形。

顶枝花簇色泽绿，

瘦果尖端棱角明。

长在路旁山野地，

全年可采晒干青。

味酸寒苦小毒性，

清热杀虫止血宁。

【诗解】

1. 古方传承。

2. 水黄芹。

3. 全年可采。

4. 酸苦小毒。

5. 清热杀虫。

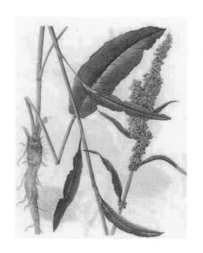

酸模

直茎中空草本葱，

互生单叶卵形同。

雌雄花蕊紫红色，

瘦果三棱黑亮萌。

长在山坡湿润地，

夏秋收采晒干成。

微酸味苦无毒性，

凉血杀虫利尿通。

酸模

【释名】山羊蹄、山大黄、餮芜、
酸母、修、当药。

【气味】酸、寒、无毒。

【主治】

治疥、去汗斑、杀皮肤小虫。

【诗解】

1. 古方传承。

2. 山羊蹄。

3. 夏秋收采。

4. 微酸味苦。

5. 凉血杀虫。

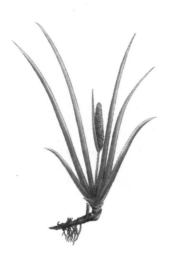

菖蒲

【释名】昌阳、尧韭、水剑草。

【气味】（根）辛、温、无毒。

【主治】

　　癫痫风疾、喉痹肿痛。

　　鼓胀、肺损吐血。

　　赤白带下、病后耳聋。

　　眼长挑针、痈疽。

菖蒲

根茎分枝黄褐皮，

基生叶片剑尖齐。

棱形花穗色泽绿，

浆果长圆红外衣。

长在沼泽湿涝地，

冬春挖采去沙泥。

辛温味苦有毒性，

开窍祛痰能健脾。

【诗解】

1. 古方传承。

2. 水剑草。

3. 冬春挖采。

4. 辛温味苦有毒。

5. 开窍祛痰。

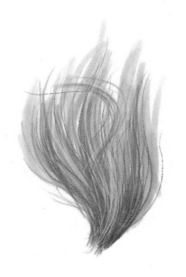

陟厘

河里侧梨纸色黄，
陟厘苔体水中扬。
石发粗涩作食脯，
状若丝绵托绿纲。
长在稻田泽涝地，
夏初收采晒干藏。
味甘平淡无毒性，
清热祛湿治烫伤。

陟厘

【释名】侧梨、水苔、石发、石衣、水衣、水棉、潭。

【气味】甘、大温、无毒。

【主治】

　　强胃气、止泄痢。

【诗解】

1. 古方传承。

2. 水苔。

3. 夏初收采。

4. 味甘平淡。

5. 清热祛湿。

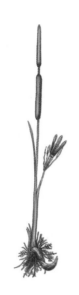

香蒲、莆黄

【释名】 甘蒲、醮石。化上黄粉名蒲黄。

【气味】 甘、平、无毒。

【主治】

热毒下痢、舌胀满口。

吐血唾血、小便出血。

刀伤出血、痔疮出血。

脱肛、胎动欲产。

胞衣不下、产后下血。

香蒲、莆黄

草本多年根茎横，

线形狭叶鞘圆容。

小花蕊朵呈黄色，

坚果无槽长穗茸。

生在沼泽湿涝地，

秋天割采晒干成。

甘平气味无毒性，

利尿通隔治乳痈。

【诗解】

1. 古方传承。

2. 甘蒲。

3. 秋天收采。

4. 气味甘平。

5. 利尿通隔。

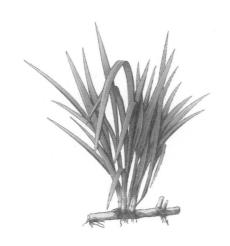

菰

草本多年根茎横，
匍枝粗壮没泥中。
茭白肥大粉兰嫩，
小果菰实分量轻。
长在汪塘浮浅水，
夏秋收采晒干成。
性凉甘味能清热，
止渴生津利便通。

菰

【**释名**】茭草、蒋草。

【**气味**】（菰笋）甘、冷滑、无毒。

【**主治**】

（菰笋，一名茭笋、茭白、菰菜）利大小便，止热痢，除目黄，止渴。

（菰根）大寒，治消渴、肠胃痼热。外敷治蛇伤，疮毒。

【**诗解**】

1. 古方传承。

2. 茭草。

3. 夏秋收采。

4. 性凉味甘。

5. 止渴生津。

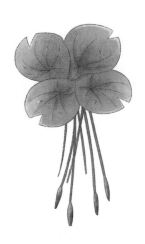

水萍

【气味】 辛、寒、无毒。

【主治】

　　伤寒、消渴。

　　水肿、小便不利。

　　吐血、中小毒病。

　　风热隐疹、风热丹毒。

　　汗斑癜风、大风疠疾。

　　毒肿初起、烧烟去蚊。

水萍

浪里漂扬荇菜鲜，

大萍绿叶舞溪间。

花开夏季呈白色，

结果形圆纵翅边。

长在雷泽浮水面，

春天收采爆烘干。

气寒辛味无毒性，

消肿祛湿治汗斑。

【诗解】

1. 古方传承。

2. 浮萍。

3. 春夏收采。

4. 味辛气寒。

5. 消肿除湿。

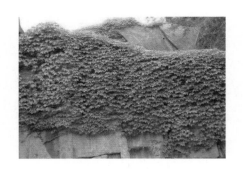

地锦

草本分枝卧茎长，

对生叶片列双行。

雌雄花蕊淡红色，

蒴果三棱种子良。

长在路旁田野地，

夏秋收采晒干藏。

辛平味苦无毒性，

止血祛湿治外伤。

地锦

【释名】地朕、地噤、夜光、承夜、草血竭、血见愁、血风草、马蚁草、雀儿卧单、酱瓣草、猢狲头草。

【气味】辛、平、无毒。

【主治】

赤白痢、妇女血崩。

小便血淋、风疮癣疥。

趾间鸡眼、黄疸。

【诗解】

1. 古方传承。

2. 草血竭。

3. 夏秋收采。

4. 辛平味苦。

5. 止血祛湿。

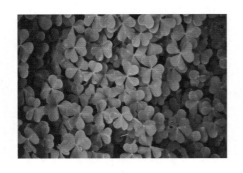

苹

【释名】莕菜、四叶菜、田字草。

【气味】甘、寒、滑、无毒。

【主治】

利小便、治毒疮、止消渴。

苹

根茎横生分叉连，

无毛小叶柄朝天。

先端托起长圆果，

孢子囊中内壁坚。

长在水塘湿涝地，

夏秋收采晒干鲜。

甘寒辛味归肝肾，

清热安神催睡眠。

【诗解】

1. 古方传承。

2. 四叶菜。

3. 夏秋收采。

4. 归肺肾经。

5. 清热安神。

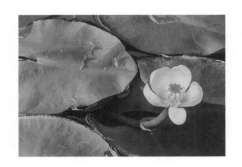

萍蓬草

草本多年根茎粗，
漂浮叶片卵圆疏。
楔形花瓣淡黄色，
浆果白毛种子熟。
长在沼泽临浅水，
秋天收采晒干株。
性平味涩归脾肾，
活血调经补体虚。

萍蓬草

【释名】水粟、水栗子。

【气味】（子）甘、涩、平、无毒。
（根）甘、寒、无毒。

【主治】

厚肠胃、益气力。

【诗解】

1. 古方传承。

2. 水栗子。

3. 秋天收采。

4. 归脾肾经。

5. 活血调经。

水藻

马尾分枝出两侧，

披针叶片次生多。

气囊形卵色黑褐，

肉质黏滑澎涨茄。

长在礁石深海岛，

夏秋捞采晒干搁。

性寒咸苦归肝胃，

利水消炎能散结。

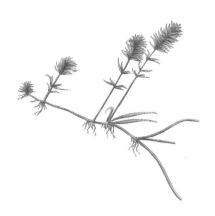

水藻

【释名】藻生水中，处处有之。茎如钗股，谓之聚藻。

【气味】甘、大寒、滑、无毒。

【主治】

　　捣汁服，去暴热、热痢。

　　捣烂敷，治热疮游疹。

【诗解】

1. 古方传承。

2. 马藻。

3. 夏秋收采。

4. 归甘胃经。

5. 利水消炎。

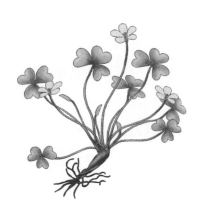

酢浆草

斜茎分枝草本纲，

互生复叶掌开张。

伞形花朵呈黄色，

蒴果成熟子放光。

长在路旁荒野地，

夏秋收采晒干藏。

味酸微涩无毒性，

清热祛湿治烫伤。

酢浆草

【释名】酸浆、三叶酸、三角酸、酸母、醋母、酸箕、鸠酸、雀林草、小酸茅、赤孙施。

【气味】酸、寒、无毒。（根）甘、寒、无毒。

【主治】

小便血淋、二便不通。

赤白带下、痔疮出血。

癣疮作痒、牙齿肿痛。

【诗解】

1. 古方传承。

2. 三叶酸。

3. 夏秋收采。

4. 味酸微涩。

5. 清热祛湿。

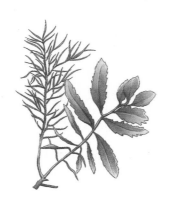

海藻

藻体多年黄褐斑，

披针叶片羽边宽。

气囊生在末枝腋，

吸器圆锥固扁盘。

长在低潮风浪水，

夏秋捞取晒干鲜。

性寒味苦入脾肾，

退肿消痰宜软坚。

海藻

【释名】单、落首、海萝。

【气味】苦、咸、寒、无毒。

【主治】

项下瘰疬。

蛇盘瘰疬、头项交接。

【诗解】

1. 古方传承。

2. 海萝。

3. 夏秋捞取。

4. 归脾肾经。

5. 退肿消痰。

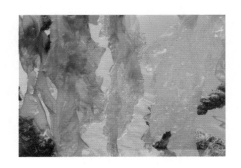

昆布

【释名】纶布。

【气味】咸、寒、滑、无毒。

【主治】

瘿气结核，瘰疬肿硬。

项下渐肿成瘿。

昆布

藻体多年裙带长，

扁平叶片卵形张。

细胞黏液生腔内，

孢子成熟表面光。

长在岩礁潮水线，

夏秋收采晒干藏。

性寒咸味归肝胃，

利水消痰治恶疮。

【诗解】

1. 古方传承。

2. 纶布。

3. 夏秋收采。

4. 归甘胃经。

5. 利水消痰。

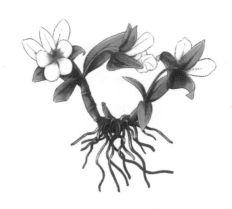

石斛

【释名】石、金钗、禁生、林兰、杜兰。

【气味】甘、平、无毒。

【主治】

胃中虚热、热自汗。

痈疽排脓内塞。

石斛

草本多年有茎根，

长圆叶片状披针。

顶端花朵黄白色，

唇瓣横长显紫晕。

长在岩石高树上，

全年收采晒干存。

性平甘淡归经肺，

益肾生津能养阴。

【诗解】

1. 古方传承。

2. 杜兰。

3. 全年收采。

4. 归肺经。

5. 益肾生津。

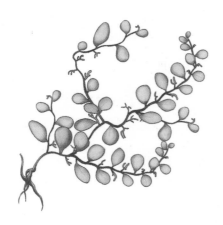

螺厣草

细茎长根鳞透明，

疏生叶片面光莹。

囊群孢子合成线，

肉质光滑近肾形。

长在湿岩攀树干，

夏秋收采晒干成。

微寒辛苦归肝胃，

凉血祛风治肺痈。

螺厣草

【**释名**】镜面草。

【**气味**】辛。

【**主治**】

吐血、鼻血。

小儿头疮、手指肿痛。

【**诗解**】

1. 古方传承。

2. 镜面草。

3. 夏秋收采。

4. 归肝胃经。

5. 凉血祛风。

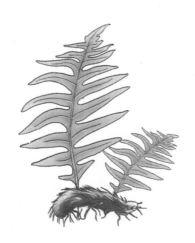

骨碎补

草本多年根茎横，

卵形叶片色红棕。

内藏细脉有方网，

孢子囊群齐整形。

长在岩石攀树上，

全年可采晒干成。

性温味苦归肝肾，

活血通经治耳鸣。

骨碎补

【释名】猴姜、猢狲姜、石毛姜、
石奄间。

【气味】苦、温、无毒。

【主治】

　　虚气攻牙、齿痛血出。

　　耳鸣耳闭、屙血。

　　长久泄痢。

【诗解】

1. 古方传承。

2. 石毛姜。

3. 全年可采。

4. 归肝肾经。

5. 活血通络。

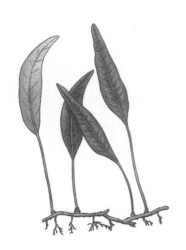

石韦

草本多年根茎盘，

疏生叶片渐狭尖。

星芒主脉色泽绿，

孢子囊群淡褐颜。

长在岩石高树上，

全年可采晒鲜干。

性凉甘苦归经肺，

通淋消咳治肾炎。

石韦

【**释名**】石革、石皮、石兰。

【**气味**】苦、平、无毒。

【**主治**】

　　小便淋痛、便前有血。

　　气热咳嗽、崩中漏下。

【**诗解**】

1. 古方传承。

2. 石兰。

3. 全年可采。

4. 归肺经。

5. 通淋消渴。

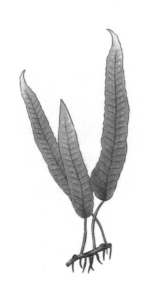

金星草

全草生鳞根茎长，

披针叶片亮革光。

边缘羽脉均明显，

孢子囊群列两行。

长在谷中攀树上，

全年可采晒干藏。

微酸味苦无毒性，

凉血清肠治恶疮。

金星草

【释名】金钏草、凤尾草、七星草。

【气味】苦、寒、无毒。

【主治】

　　解热、通淋。

　　消痈疮、解硫磺中毒。

【诗解】

1. 古方传承。

2. 七星草。

3. 全年可采。

4. 微酸味苦。

5. 凉血清肠。

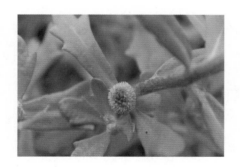

石胡荽

小草匍匐枝茎连，

互生叶片齿边尖。

顶端花冠淡黄色，

瘦果棱形种子圆。

长在路旁湿涝地，

全年可采晾阴干。

性温辛味归肝肺，

通窍祛风能散寒。

石胡荽

【释名】天胡荽、野园荽、鹅不食草、鸡肠草。

【气味】辛、寒、无毒。

【主治】

痰喘、目疾、翳障。

塞鼻治翳、牙痛。

一切肿毒、湿毒胫疮。

脾寒疟疾、痔疮肿痛。

【诗解】

1. 古方传承。

2. 鹅不食草。

3. 全年可采。

4. 归肝肺经。

5. 通窍祛风。

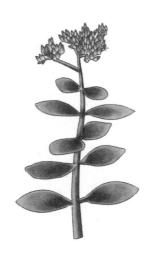

景天

【释名】慎火、戒火、据火、护火、辟火、火母。

【气味】苦、平、无毒。

【主治】

小儿惊风、婴儿风疹及疮。

热毒丹疮、漆沧作痒。

眼中生翳、涩痛难开。

景天

八宝多年直茎刚，

对生叶片卵圆张。

披针花蕊白红色，

裂果成熟子粒长。

长在草丛湿涝地，

夏秋收采晾干藏。

性寒酸苦归肝肾，

止血疗毒治外伤。

【诗解】

1. 古方传承。

2. 火母。

3. 夏秋收采。

4. 归肝肾经。

5. 止血疗毒。

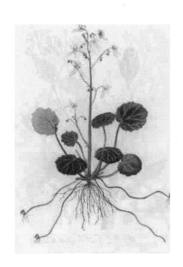

虎耳草

虎耳多年细茎长，

基生叶片紫红光。

披针花朵呈白色，

蒴果形圆尖喙张。

长在灌丛湿草甸，

夏天收采晒干藏。

小毒味苦归脾肺，

清热疏风治外伤。

虎耳草

【释名】石荷叶。

【气味】微苦、辛、寒、有小毒。

【主治】

耳出脓、痔疮肿痛。

【诗解】

1. 古方传承。

2. 石荷叶。

3. 夏天收采。

4. 归脾肺经。

5. 清热疏风。

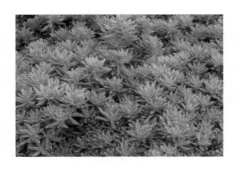

佛甲草

草本多年细茎长，

轮生叶片线形扬。

矩圆花朵呈黄色，

裂果成熟五角张。

长在岩石阴涝地，

夏秋收采晒干藏。

微毒甘淡归心肺，

止血祛湿治烫伤。

佛甲草

【**释名**】火烧草、火焰草。

【**气味**】甘、寒、微毒。

【**主治**】

　　　　汤火灼疮，研贴之。

【**诗解**】

1. 古方传承。

2. 火烧草。

3. 夏秋收采。

4. 归心肺经。

5. 清热解毒。

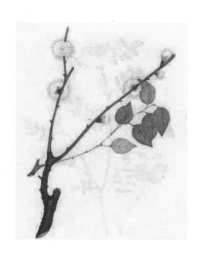

绿萼梅

乔木多年枝干粗，

卵形叶片齿尖突。

鲜花蕊朵呈红褐，

核果如球子似珠。

长在园林山野地，

早春摘采晒干株。

性平酸涩归经肺，

和胃舒肝能补虚。

绿萼梅

【释名】绿梅花，白梅花，红梅花。

【气味】酸、涩、平。

【主治】

　　胁肋胀痛，脘闷胀气，纳食不香，咽中似有物作梗。

【诗解】

1. 古方传承。

2. 绿梅花。

3. 早春摘菜。

4. 归肺经。

5. 和胃舒肝。

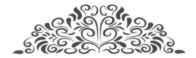

谷部

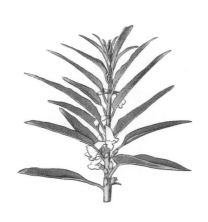

胡麻

草本一年直茎刚，

互生叶片线形长。

顶枝花瓣蓝白色，

蒴果如球棕褐黄。

栽在田园肥沃地，

夏秋挖采晒干藏。

性辛甘味归肠胃，

顺气平肝治损伤。

胡麻

【释名】巨胜、方茎、狗虱、油麻、脂麻。叶名青蘘，茎名麻皆。

【气味】甘、平、无毒。

【主治】

　　腰脚疼痛、偶感风寒。

　　疔肿恶疮、痔疮肿痛。

　　坐板疮疥、妇女乳少。

　　汤火伤、痈疮不合。

【诗解】

1. 古方传承。

2. 油麻。

3. 夏秋收采。

4. 归经肠胃。

5. 顺气平肝。

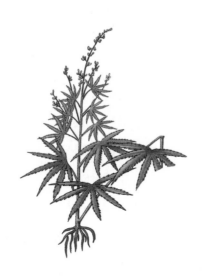

大麻

草本一年直茎扬，
披针叶掌裂开张。
雌雄花蕊绿黄色，
瘦果皮坚表面光。
长在山坡荒野地，
剥麻收籽晒干藏。
温平甘味有毒性，
麻醉祛风能润肠。

大麻

【释名】火麻、黄麻、汉麻。雄者牡麻，雌者名苴麻、苎麻。花名麻麻勃。麻勃即大麻的花。

【气味】麻勃：辛、温、无毒。麻：辛、平、有毒。大麻叶：辛、有毒。

【主治】

记忆力衰退。

大便秘、小便数。

月经不通、下蛔虫。

【诗解】

1. 古方传承。

2. 苎麻。

3. 夏季收采。

4. 归肝经。

5. 祛风通络止痛。

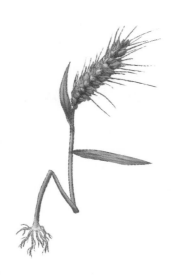

小麦

草本一年麦杆扬，

扁平叶片渐尖长。

花丝小穗稃膜质，

颖果形圆种褐光。

长在大田肥沃地，

夏初收采晒干藏。

性凉甘味归脾肾，

和血消膈治烫伤。

小麦

【释名】小麦（小麦的果实）。

【气味】甘、微寒、无毒。

【主治】

小麦（小麦的果实）：

老人淋、白癜风。

麦麸：

产后虚汗、小便尿血。

【诗解】

1. 古方传承。

2. 小麦果实。

3. 夏初收采。

4. 归经脾肾。

5. 和血消膈。

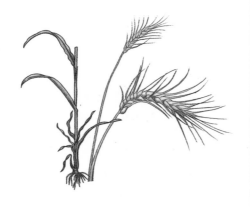

大麦

草本一年秆立擎，

扁平叶片面毛丛。

披针小穗芒粗糙，

颖果合稃内外生。

长在疏松肥沃土，

暮春收采晒干成。

微寒咸味入脾胃，

益气调中利水行。

大麦

【释名】牟麦。

【气味】咸、温、微寒、无毒。

【主治】

　　食饱烦胀、蝼蛄尿疮。

　　汤火伤、小便不通。

【诗解】

1. 古方传承。

2. 牟麦。

3. 暮春收采。

4. 归经脾胃。

5. 益气调中。

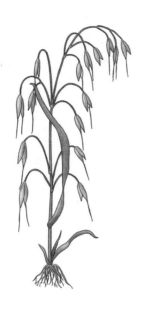

雀麦

草本一年茎杆擎，

叶舌裂齿面毛生。

圆锥花序伸长穗，

颖果沟槽压扁平。

长在荒坡山野地，

夏初收采晒干成。

性平甘味归经肺，

止汗滑肠能去虫。

雀麦

【释名】燕麦、杜姥草、牛星草。

【气味】甘、平、无毒。

【主治】

米：

充饥滑肠。

苗：

胞衣不下。

【诗解】

1. 古方传承。

2. 燕麦。

3. 夏初收采。

4. 归肺经。

5. 止汗去虫。

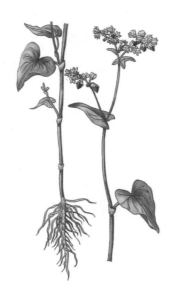

荞麦

草本一年直茎长，

互生叶片箭形张。

顶枝花蕊红白色，

瘦果三棱皮褐光。

长在田园山野地，

晚秋收采晒干藏。

平寒甘味入脾胃，

下气消积治烫伤。

荞麦

【释名】翘、乌麦、花荞。

【气味】甘、平、寒、无毒。

【主治】

咳嗽上气、水肿气喘。

赤白带下、禁口痢疾。

痈疽发背、汤火伤。

瘰疬成围颈、绞肠沙。

小肠疝气、腹痛微泻。

【诗解】

1. 古方传承。

2. 乌麦。

3. 晚秋收采。

4. 归脾胃经。

5. 下气消积。

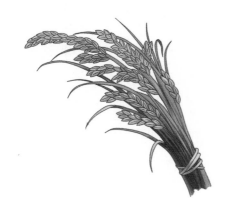

稻

草本一年直秆扬，

扁平叶片细稍长。

小花开放秀新穗，

颖果平滑籽粒黄。

长在水田肥沃地，

夏秋收获晒干藏。

性辛甘味入脾肺，

止汗宽中治痔疮。

稻

【释名】杜、糯。（本草所指的稻，去指糯而言）。

【气味】淘糯米水：甘、凉、无毒。

稻米：苦、温、无毒（一说味甘）。

【主治】

稻米：

霍乱烦渴、鼻血不止。

腰痛虚寒。

稻秆：

消渴饮水愈、喉痹肿痛。

下血成痔。

【诗解】

1. 古方传承。

2. 糯。

3. 夏秋收采。

4. 归脾肺经。

5. 止汗宽中。

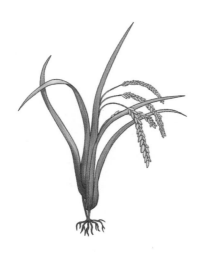

粳

草本一年直秆扬，

扁平叶片线形张。

花稃小穗有雄蕊，

颖果成熟色淡黄。

水陆栽植肥沃地，

秋天收采晒干藏。

性平甘味归脾肺，

益气温中能补肠。

粳

【气味】粳米：甘、苦、平、无毒。

淅二泔：甘、寒、无毒。

【主治】

粳米：

自汗不止、心气痛。

胎动腹痛、疗肿。

淅二泔：

清热、止烦渴、利小便。

炒米汤：

益胃、除湿。

粳谷奴：

走马喉痹。

禾秆：

解砒毒。

【诗解】

1. 古方传承。

2. 粳米。

3. 秋天收采。

4. 归脾肺经。

5. 益气温中。

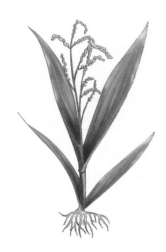

籼

草本一年直秆鲜，

披针叶片鞘边缘。

单花小穗生雄蕊，

颖果平滑呈扁圆。

长在稻田肥沃土，

秋天收采晒壳干。

性温甘味归脾肺，

益气和中祛胃寒。

籼

【释名】占稻、早稻。

【气味】甘、温、无毒。

【主治】

温中益气、养胃和脾。

除湿止泄。

【诗解】

1. 古方传承。

2. 早稻。

3. 秋天收采。

4. 归脾肺经。

5. 益气祛胃寒。

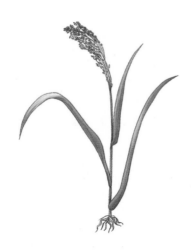

稷

草本一年粗秆扬，

披针叶片线形长。

枝颖小穗伸花序，

谷粒椭圆色褐黄。

长在北方肥土地，

夏初收采晒干藏。

性平甘味归脾胃，

益气和中凉血强。

稷

【释名】粢。

【气味】甘、寒、无毒。

【主治】

　　补中益气、背痈。

　　心气痛、难产。

【诗解】

1. 古方传承。

2. 粢。

3. 夏初收采。

4. 归脾胃经。

5. 益气凉血。

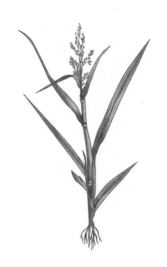

黍

【释名】 赤黍名门、糜，白黍中芑，黑黍中季节距，一稃二米名秬。

【气味】 黍米：甘、温、无毒。久食令人多热烦。丹黍米：甘、微寒、无毒。黍茎和根：辛、热、有小毒。

【主治】

黍米：

烧灰和油涂跌打伤，能止痛，不作瘢；嚼浓汁，涂小儿鹅口疮，有效。

丹黍米：

止咳嗽，退热，亦治泄痢鳖瘕。

黍茎和根：

利小便，止喘，去浮肿。

黍

草本一年直秆扬，

披针叶片糙边张。

枝生小穗呈秤脉，

颖果椭圆籽褐黄。

长在北方干旱地，

夏秋收采晒干藏。

微寒甘味无毒性，

益气强中治口疮。

【诗解】

1. 古方传承。

2. 糜。

3. 夏秋收采。

4. 甘寒五毒。

5. 益气强中。

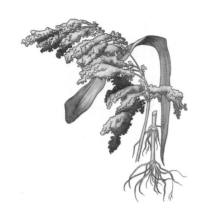

蜀黍

【释名】蜀秫、芦、芦粟、木稷、荻粱、高粱。

【气味】（米）甘、涩、温、无毒。

【主治】

蜀黍米：

温中、涩肠胃、止霍乱。

根：

利小便、止喘满。

蜀黍

草本一年柱茎圆，

互生叶片粉白边。

分枝小穗形如线，

颖果成熟色褐颜。

长在大田荒土地，

秋天收采晒实干。

性温干涩归脾胃，

止泻安神能化痰。

【诗解】

1. 古方传承。

2. 高粱。

3. 秋天收采。

4. 归脾胃经。

5. 止泻安神。

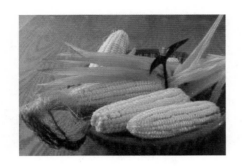

玉蜀黍

草本一年粗秆擎，

披针叶片大长形。

雌雄小穗排行列，

玉米金黄籽粒橙。

长在大田肥土地，

夏秋收采晒干成。

性平甘味归肠胃，

消肿调中利尿通。

玉蜀黍

【**释名**】玉高粱。

【**气味**】（米）甘、平、无毒。

【**主治**】

　　玉蜀黍米：

　　调中开味。

　　根、叶：

　　治沙淋。

【**诗解**】

1. 古方传承。

2. 玉米。

3. 夏秋收采。

4. 归肠胃经。

5. 消肿利尿。

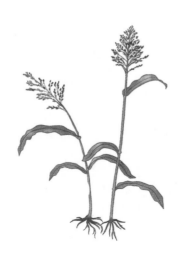

梁

草本粗根壮秆擎，

披针叶片面光莹。

圆锥花序褐黄紫，

小穗鳞披皱折生。

长在平原山野地，

秋天收采晒干成。

性平甘味归脾胃，

益气和中去客风。

梁

【释名】高粱。

【气味】黄粱米：甘、平、无毒。

白粱米：甘、微寒、无毒。青粱米：

甘、微寒、无毒。

【主治】

黄粱米：

止霍乱下痢、利小便。

白粱米：

胃虚呕吐、霍乱不止。

青粱米：

脾虚泄痢、冷气心痛。

【诗解】

1. 古方传承。

2. 高粱米。

3. 秋天收采。

4. 归脾胃经。

5. 益气和中。

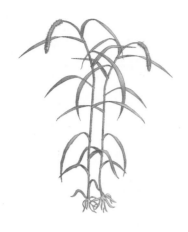

草本一年粗秆扬，

披针叶片线尖长。

顶生小穗色泽紫，

谷粒成熟圆卵黄。

长在北方荒土地，

秋天收采晒干藏。

甘平咸淡入脾胃，

益肾和中治烫伤。

粟

【释名】粟米。

【气味】咸、微寒、无毒。

【主治】

粟米：

胃热消渴、反胃吐食。

鼻血不止、汤米伤。

粟泔汁：

眼热赤肿、疳疮月蚀。

【诗解】

1. 古方传承。

2. 粟米。

3. 秋天收采。

4. 归脾胃经。

5. 益肾和中。

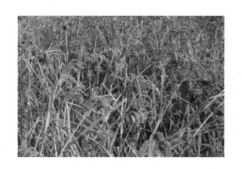

参子

草本一年直秆刚，

线形叶片面滑光。

簇生花穗常弯曲，

种子如球皮色黄。

长在江淮流域地，

夏天收采晒干藏。

性温甘涩入脾胃，

益气安中能厚肠。

参子

【释名】龙爪粟、鸭爪稗。

【气味】甘、涩、无毒。

【主治】

补中益气、厚肠胃。

【诗解】

1. 古方传承。

2. 龙爪粟。

3. 夏天收采。

4. 归脾胃经。

5. 益气安中。

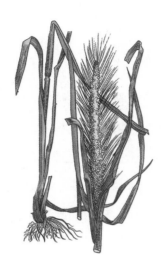

稗

草本一年曲秆扬，

扁平叶片线形张。

圆锥花序有棱角，

小穗尖头芒刺长。

长在沼泽湿涝地，

夏天收采晒干藏。

微寒甘淡无毒性，

凉血疗疮治外伤。

稗

【**释名**】稗米。

【**气味**】辛、甘、苦、微寒、无毒。

【**主治**】

稗米：

益气、健胃。

苗、根：

可治刀伤出血。

【**诗解**】

1. 古方传承。

2. 稗米。

3. 夏天收采。

4. 甘淡无毒。

5. 凉血疗疮。

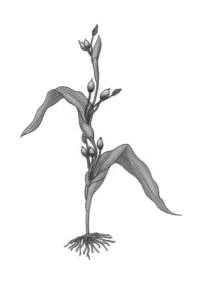

薏苡仁

草本多年节秆擎，

披针叶片面光莹。

总苞小穗先端钝，

颖果如珠壳亮明。

长在河边荒野谷，

秋天收采晒干成。

性凉甘淡归脾胃，

清热舒筋治肺痈。

薏苡仁

【释名】解蠡、芑实、莘米、回回米、
薏珠子。

【气味】（仁、根）甘、微寒、无毒。

【主治】

水肿喘急、沙石热淋。

肺痿咳嗽、有脓血。

痈疽不溃、虫牙痛。

疝疾、黄疸。

杀蛔虫、月经不通。

【诗解】

1. 古方传承。

2. 莘米。

3. 秋天收采。

4. 归脾胃经。

5. 清热舒筋。

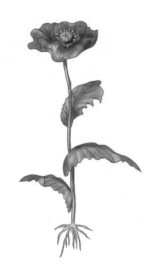

罂子粟

草本一年烟斗棵，

无托叶片茎边削。

顶生花蕊粉红色，

蒴果如球种子多。

长在山坡荒野地，

夏秋收采晒干搁。

微寒酸涩归肠肺，

止泻祛疼治喘咳。

罂子粟

【释名】米囊子、御米、象谷。

【气味】（米）甘、平、无毒。（壳）

酸、涩、微寒、无毒。

【主治】

反胃吐食、赤白痢。

热痢便血、久痢不止。

水泄不止、久咳不止。

【诗解】

1. 古方传承。

2. 御米。

3. 夏秋收采。

4. 归肠肺经。

5. 止泻治喘咳。

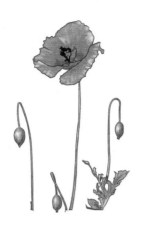

阿芙蓉

草本一年有乳浆，

无托叶片钝尖长。

顶生花朵粉红色，

蒴果成熟皮褐黄。

长在山间荒野地，

及时割采晒干藏。

有毒辛苦归肠肺，

止痛消咳能涩肠。

阿芙蓉

【**释名**】阿片。俗作鸦片。

【**气味**】酸、涩、温、微毒。

【**主治**】

久痢、赤白痢下。

【**诗解**】

1. 古方传承。

2. 鸦片。

3. 春夏收采。

4. 辛苦有毒。

5. 归肠肺经。

6. 止痛消咳。

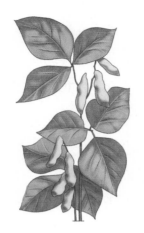

大豆

【释名】菽。角名荚，叶名藿，茎名萁。

【气味】黑大豆：甘、平、无毒。

【主治】

中风口歪、身面浮肿。

腹中痞硬、水痢不止。

男子便血、一切下血。

牙齿疼痛、胞衣不下。

大豆皮：

生用，治痘疮目翳。

大豆

草本一年粗茎刚，

披针托叶硬毛长。

唇形花瓣色白紫，

荚果肥颖种绿黄。

长在北方黑土地，

秋天收采晒干藏。

甘平气味无毒性，

消肿祛瘀疗折伤。

【诗解】

1. 古方传承。

2. 菽。

3. 秋天收采。

4. 甘平无毒。

5. 消肿祛瘀。

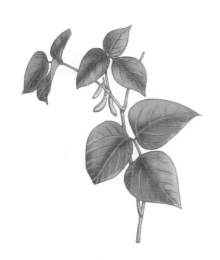

大豆黄卷

草本一年粗茎棱，

顶生小叶卵菱形。

小苞花冠色白紫，

荚果垂弯黄绿莹。

长在大田山野地，

发芽种子晒干成。

甘平味苦入脾胃，

清热除湿通络经。

大豆黄卷

【释名】豆蘖。

【气味】甘、平、无毒。

【主治】

　　头风湿痹、水病肿满。

　　喘急、大小便涩。

【诗解】

1. 古方传承。

2. 豆蘖。

3. 采集发芽种子。

4. 归脾胃经。

5. 清热除湿。

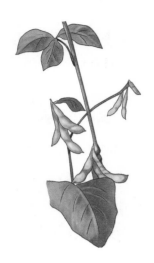

黄大豆

草本一年粗茎刚，

三出复叶面毛长。

腋生花冠淡白紫，

荚果弯垂种绿黄。

长在田原山野地，

秋天收采晒干藏。

气平甘味无毒性，

下气宽中利大肠。

黄大豆

【气味】甘、温、无毒。

【主治】

　　宽中下气、利大肠。

　　消水胀肿毒。

【诗解】

1. 古方传承。

2. 黄豆。

3. 秋天收采。

4. 甘平无毒。

5. 下气宽中。

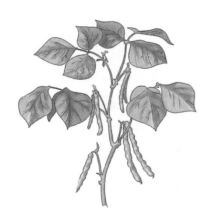

赤小豆

【释名】 赤豆、红豆，叶名藿。

【气味】 甘、酸、平、无毒。

【主治】

　　水气肿胀、肠痔下血。

　　牙齿疼痛、乳汁不通。

　　丹毒如火、小便频数。

赤小豆

草本攀援长茎葱，

披针托叶近圆形。

腋生花冠呈黄色，

荚果皮薄种紫红。

长在田原山野地，

秋天收采晒干成。

甘酸味苦无毒性，

和血祛湿消肿痈。

【诗解】

1. 古方传承。

2. 红豆。

3. 秋天收采。

4. 甘酸味苦。

5. 和血消肿。

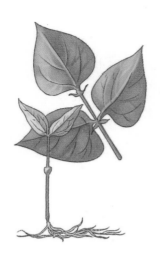

绿豆

【气味】绿豆：甘、寒、无毒。绿豆粉：甘、凉、平、无毒。豆皮：甘、寒、无毒豆芽：甘、平、无毒。

【主治】

绿豆：

小儿丹肿、赤痢不止。

绿豆粉：

霍乱吐利、肿毒初起。

豆皮：

解热毒、退目翳。

豆芽：

解酒毒、热毒、利一焦。

绿豆

草本一年缠绕藤，

三出复叶卵边菱。

小花蕊朵呈黄色，

荚果形圆种绿莹。

长在平原丘岭地，

立秋收采晒干成。

性寒甘味归心胃，

清火祛痰消肿痈。

【诗解】

1. 古方传承。

2. 毛绿豆。

3. 立秋收菜。

4. 归心胃经。

5. 清火祛痰。

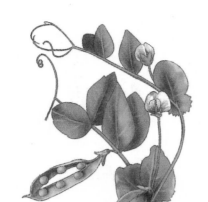

豌豆

草本植株披粉霜，

心形小叶卵圆张。

腋生花冠色多样，

荚果泽光种绿黄。

长在平原荒土地，

夏秋收采晒干藏。

性平甘味入脾胃，

下气和中治痘疮。

豌豆

【释名】胡豆、戎菽、回鹘豆、毕豆、
青小豆、青斑豆、麻累。

【气味】甘、微辛、平、无毒。

【主治】

消渴、吐逆、止泄痢。

利小便、不乳汁。

消痈肿痘疮。

【诗解】

1. 古方传承。

2. 胡豆。

3. 夏秋收采。

4. 归脾胃经。

5. 下气和中。

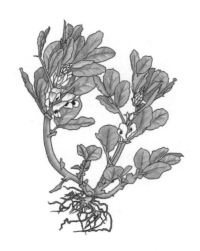

蚕豆

草本一年直茎擎，

互生复叶齿尖棱。

蝶形花冠呈白色，

荚果长圆子扁平。

长在田边沿地埂，

夏天收采晒干青。

性辛甘味入脾胃，

益气消膈能涩精。

蚕豆

【释名】胡豆。

【气味】甘、微辛、平、无毒。

【主治】

快胃、和脏腑。

【诗解】

1. 古方传承。

2. 胡豆。

3. 夏天收采。

4. 归脾胃经。

5. 益气涩精。

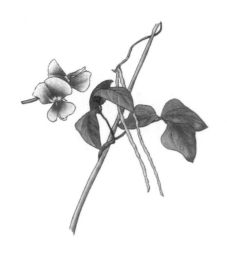

豇豆

【释名】 豆角。

【气味】 甘、咸、平、无毒。

【主治】

理中无益气、补肾健胃。

治吐逆泄痢、小便频数。

豇豆

草本一年缠茎藤，

三出复叶卵边菱。

蝶形花冠黄白紫，

荚果垂条子褐莹。

长在田原丘岭地，

秋天收采晒干成。

性平甘涩入脾肾，

益气消食能理中。

【诗解】

1. 古方传承。

2. 豆角。

3. 秋天收采。

4. 归脾肾经。

5. 益气消食。

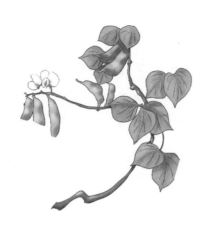

扁豆

草本一年长绕藤，

三出复叶柄侧生。

蝶形花冠淡白紫，

荚果椭圆子扁平。

长在田原湿润地，

立冬收采晒干成。

性平甘味入脾胃，

止泄和中下气灵。

扁豆

【释名】沿篱豆、蛾眉豆。其种子
有黑、白二种，白者温而黑者稍冷。
入药用白扁豆。

【气味】甘、微温、无毒。

【主治】

白扁豆：

霍乱吐利、赤白带下。

堕胎中毒、中砒霜毒。

扁豆花：

血崩不止、泄痢。

【诗解】

1. 古方传承。

2. 蛾眉豆。

3. 立冬收采。

4. 归脾胃经。

5. 止泻下气。

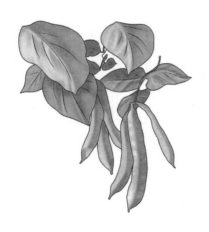

刀豆

草本一年藤茎长，
三出复叶面圆张。
蝶形花冠淡红紫，
荚果弯钩扁子光。
长在向阳山野地，
秋天收采晒干藏。
性温甘味归脾肾，
下气温中能利肠。

刀豆

【释名】挟剑豆。

【气味】甘、平、无毒。

【主治】

温中下气、利肠胃。

止呃逆、益肾补元。

【诗解】

1. 古方传承。

2. 挟剑豆。

3. 秋天收采。

4. 归脾肾经。

5. 下气温中。

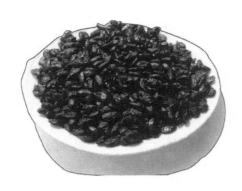

大豆豉

草本一年枝茎鲜，

三出复叶卵形圆。

披针花冠紫白色，

荚果弯垂黄绿颜。

种子蒸熟勤晾晒，

密封泥瓮保霉干。

性凉辛苦归经肺，

解表除烦治不眠。

大豆豉

【气味】（淡豉）苦、寒、无毒。（蒲州豉）咸、寒、无毒。

【主治】

伤寒发汗、血痢不止。

疟疾寒热、盗汗不止。

膝挛骨痛、喉痹不语。

口舌生疮、胸膈疼痛。

【诗解】

1. 古方传承。

2. 发酵豆瓣。

3. 密封泥瓮保存。

4. 归肺经。

5. 解表除烦。

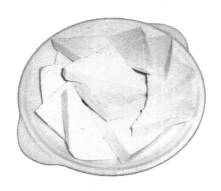

豆腐

草本一年粗茎呈，

三出复叶面毛生。

披针花冠淡白紫，

荚果弯垂皮褐棕。

豆子水磨浆煮沸，

点施卤汁挤干成。

性平甘味入肠胃，

益气和中祛郁蒸。

豆腐

【气味】甘、咸、寒、有小毒。

【主治】

　　　　和脾胃、消胀满。

　　　　下大肠浊气、清热散血。

【诗解】

1. 古方传承。

2. 大豆制品。

3. 全年可做。

4. 归肠胃经。

5. 益气和中。

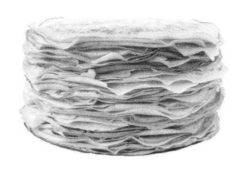

蒸饼

草本一年直秆扬，

披针叶片鞘节张。

小花长穗颖圆卵，

籽粒成熟伸硬芒。

麦面加工精制品，

酵糟蒸饼晒干藏。

性平甘味入脾胃，

益气消食治烫伤。

蒸饼

【气味】甘、平、无毒。

【主治】

小儿淋、积年下血。

赤白痢、崩中下血。

盗汗、自汗。

折伤、汤火伤。

【诗解】

1. 古方传承。

2. 馒头。

3. 表面发酵制成。

4. 归脾胃经。

5. 益气消食。

曲

米面霉菌捂菴黄，
繁殖酵母化成糖。
混合渣滓醪糟液，
过滤原浆头曲香。
制作从来沿古法，
分生孢子保温常。
甘温气味无毒性，
止痢安胎解酒伤。

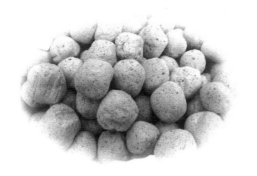

曲

【释名】酒母。

【气味】甘、温、无毒。

【主治】

米谷食积、赤白痢。

酒毒下血、胎动不安。

【诗解】

1. 古方传承。

2. 酒母。

3. 醪糟液。

4. 甘温无毒。

5. 止利安胎。

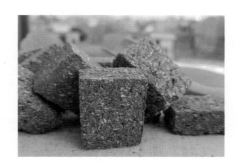

神曲

小块长方脆硬坚，

富含酶体类齐全。

粗皮外表土黄色，

细碎残渣见洞穿。

面粉药材成制品，

混和发酵曲装坛。

甘辛温性入脾胃，

下气消食祛滞痰。

神曲

【**气味**】甘、辛、温、无毒。

【**主治**】

脾胃虚弱、虚寒反胃。

暴泄不止、产后晕绝。

食积心痛。

【**诗解**】

1. 古方传承。

2. 混合发酵制成。

3. 归脾胃经。

4. 下气消食。

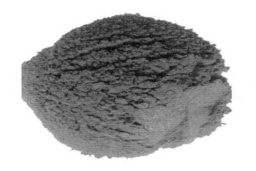

红曲

赤曲真菌发酵出，

内坐白点未成熟。

沉浮反复入酢醯，

成品收干质透酥。

外表棕红酸气味，

良者陈久效能殊。

甘温辛苦归肠胃，

活血消食宜解毒。

红曲

【气味】甘、温、无毒。

【主治】

　　消食活血、健脾燥胃。

　　治赤白痢、下水谷。

【诗解】

1. 古方传承。

2. 红米。

3. 归脾大肠肝经。

4. 健脾消食。

5. 活血化瘀。

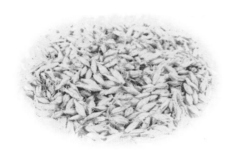

蘖米

草本一年秆立直，

披针叶片鞘边齐。

长圆花穗呈端顶，

颖果平滑披硬皮。

稻谷发芽出蘖米，

及时收取晒干实。

性温甘味入脾胃，

下气和中化宿食。

蘖米

【气味】粟芽：苦、温、无毒。

麦芽：咸、温、无毒。

谷芽：甘、温、无毒。

【主治】

　　粟芽：

　　消积食、开胃。

　　谷芽：

　　快脾开胃、消食化积。

　　麦芽：

　　快膈进食、谷劳病。

　　腹中虚冷、消化不良。

　　产后便秘、回乳。

【诗解】

1. 古方传承。

2. 麦芽。

3. 及时收取。

4. 归脾胃经。

5. 下气消食。

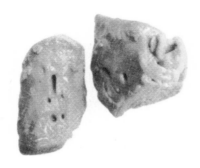

饴糖

饴糖

【释名】饧。

【气味】甘、大温、无毒。

【主治】

老人烦渴、鱼脐疔疮。

毒疮、火烧伤。

饴糖

米面蒸熟发酵成，

饴糖软糯色黄莹。

滤除渣滓溶浓缩，

微火煎熬须慢功。

液体透明黏度大，

云胶甜蜜亮结晶。

性温甘味入脾肺，

益气消痰能缓中。

【诗解】

1. 古方传承。

2. 饧。

3. 熬云般结晶。

4. 归脾肺经。

5. 益气消痰。

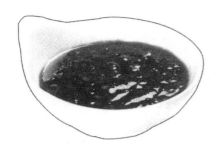

酱

大酱归于本草纲，

民间食用日期长。

选择原料细分类，

伏日高温制作忙。

清水加盐和豆面，

蒸腌发酵晒糊浆。

甘平咸味入脾肾，

除热杀毒治烫伤。

酱

【气味】咸、冷利、无毒。

【主治】

　　汤火伤、中砒毒。

　　妊娠下血、妊娠尿血。

【诗解】

1. 古法传承。

2. 人工发酵制造。

3. 原料为面和豆子。

4. 归脾肾经。

5. 除热杀毒。

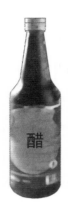

醋

老醋归于本草纲，

民间食用古来长。

高粱米麦作原料，

发酵三伏封瓮缸。

液体乙酸能入药，

医家对症配良方。

性温味苦归肝胃，

止血杀虫消肿疮。

醋

【释名】酢、苦酒。

【气味】（米醋）酸、苦、温、无毒。

【主治】

霍乱吐泻、脚转筋。

腋下狐臭、痈疽不溃。

牙齿疼痛、蜈蚣咬毒。

蠼螋尿疮、乳痈坚硬。

【诗解】

1. 古法制造。

2. 酢。

3. 液体乙酸。

4. 归肝胃经。

5. 止血消肿。

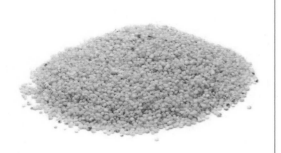

秫

秫

草本一年茎杆扬，

披针叶片面滑光。

圆锥花序褐黄紫，

小穗橘红秆硬刚。

长在平原山野地，

成熟收采晒干藏。

性寒甘味归肠肺，

和胃祛风能敛肠。

【释名】薏米。

【气味】咸、微寒、无毒。

【主治】

　　　　胃热消渴、反胃吐食。

　　　　鼻血不止、汤火伤。

【诗解】

1. 古方传承。

2. 薏米。

3. 夏秋收采。

4. 归肠肺经。

5. 和胃驱风。

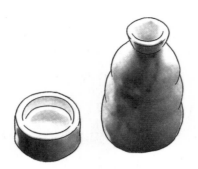

酒

【气味】（米酒）苦、甘、辛、大热、有毒。

【主治】

米酒：

行药势，通血脉，润皮肤，散湿气，除风下气，解马肉、桐油毒。

愈疟酒：

治诸疟疾，频频温饮。

五加皮酒：

支闰切风湿痿痹，壮筋骨，填精髓。

酒

酒水归于本草纲，

从来多饮醉失常。

五粮烧制称佳酿，

老曲醇高含少糖。

糠谷精华营养液，

纯阳毒物易身伤。

辛温甘苦入肝肺，

通血祛寒治冻疮。

【诗解】

1. 古方传承。

2. 人工酿造。

3. 纯阳毒物。

4. 归肝肺经。

5. 通血祛寒。

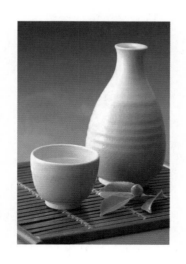

烧酒

烧酒归于本草纲，

五粮发酵有良方。

医家治病取头曲，

烂醉如泥身体伤。

缓慢蒸馏增烈性，

瓮中七日酿清浆。

辛甘味苦入肝胃，

通脉温中消冷凉。

烧酒

【**气味**】辛、甘、大热、有大毒。

【**主治**】

消冷积寒气、燥湿痰。

开郁结、止水泄。

治霍乱疟疾噎膈。

心腹冷痛、阴毒欲死。

利小便、坚大便。

【**诗解**】

1. 古法制作酿造。

2. 火酒。

3. 蒸馏增烈性。

4. 归肝胃经。

5. 通脉温中。

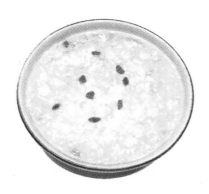

糟

糟类归于本草纲，

醅粕饧糵配良方。

古来医用无神秘，

炮制煎熬效力强。

酒醋残渣宜入药，

全年可采保鲜藏。

辛温甘味经肝肾，

活血除瘀治冻疮。

糟

【释名】名粕。

【气味】酒糟：甘、辛、无毒。 大麦醋糟：酸、微寒、无毒。干饧糟：基、温、无毒。

【主治】

手足皲裂、鹤膝风。

大麦醋糟：

气滞风雍、手背脚膝痛。

干饧糟：

反胃、呕吐不止。

【诗解】

1. 古方传承。

2. 粕。

3. 全年可做。

4. 归肝肾经。

5. 活血化瘀。

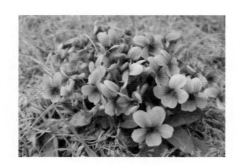

青襄

面域胡麻直茎扬，

狭尖叶片面泽光。

鲜花蕊朵紫白色，

生子如房小角长。

长在中原山谷地，

采青秋季晒干藏。

性平甘味入脾肺，

益气祛湿利大肠。

青襄

【释名】巨胜苗。

【气味】甘、寒、无毒。

【主治】

五脏邪气、风寒湿痹。

益气、补脑髓。

坚筋骨、伤暑热。

【诗解】

1. 古方传承。

2. 巨胜苗。

3. 秋季采青。

4. 归脾肺经。

5. 益气祛湿。

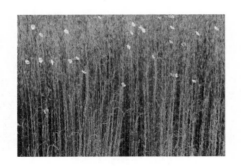

亚麻

草本一年直茎扬，

互生叶片脉缘长。

卵形花瓣蓝白色，

蒴果如球籽粒光。

长在田园山野地，

夏秋收采晒干藏。

性甘辛味归肠胃，

活血平肝治损伤。

亚麻

【释名】鸦麻，壁虱胡麻。

【气味】甘、微温、无毒。

【主治】

　　大风疮癣。

【诗解】

1. 古方传承。

2. 亚麻。

3. 夏秋可采。

4. 归肠胃经。

5. 活血平肝。

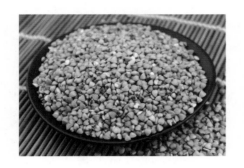

苦荞麦

草本一年直茎扬，

叶呈三角面青黄。

顶生花蕊红白色，

瘦果无光形卵长。

长在丘陵川谷地，

秋天收采晒干藏。

平寒味苦无毒性，

益气宽肠降血糖。

苦荞麦

【释名】苦荞麻出南方，春社前后种之。

【气味】甘苦、小毒。多食伤胃，发风动气，能发诸病，黄疾人尤当禁之。

【主治】

作饭食。

【诗解】

1. 古方传承。

2. 苦荞出南方，春社前播种。

3. 秋天收采。

4. 平寒味苦。

5. 益气降血糖。

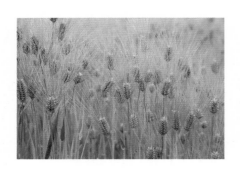

裸麦

草本一年直杆扬，

粗糙叶片耳舌长。

四棱花穗黄棕色，

颖果成熟大麦芒。

长在高原干旱地，

夏初收采晒干藏。

气温咸味无毒性，

开胃消食破症张。

裸麦

【释名】禾广麦壳厚而粗矿也。

【气味】微寒、无毒。

【主治】

消渴除热、益气调中。

【诗解】

1. 古方传承。

2. 草麦。

3. 夏初收采。

4. 咸温无毒。

5. 开胃消食。

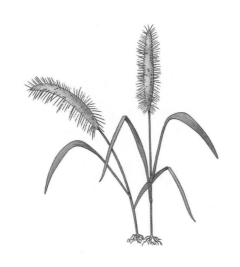

狼尾草

草本一年粗杆葱，

披针叶片细毛茸。

卵形花穗色泽绿，

颖果椭圆后背隆。

长在山坡荒野地，

夏秋收采晒干成。

归经脾胃无毒性，

清热消疳止痛灵。

狼尾草

【释名】稂，狼茅，孟，宿田翁，守田。狼尾，其穗象形也。秀而不成，嶷然在田。故有宿田、守田之称。

【气味】米：甘、平、无毒。

【主治】

作饭食之、令人不饥。

【诗解】

1. 古方传承。

2. 稂。

3. 夏秋收采。

4. 归脾胃经。

5. 清热消疳。

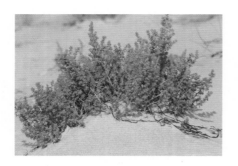

沙蓬

【释名】沙米、蒺藜梗。

【气味】甘、凉。

【主治】

　　发表解热、感冒发烧。

　　肾炎。

沙蓬

立茎植株浅绿葱，

枝条斜展叶互生。

卵圆花穗裹包片，

种子光滑斑点莹。

长在北方沙漠地，

秋天收采晒干成。

甘凉气味无毒性，

发表消炎解热灵。

【诗解】

1. 古方传承。

2. 蒺藜梗。

3. 秋天收采。

4. 甘凉无毒。

5. 消炎解热。

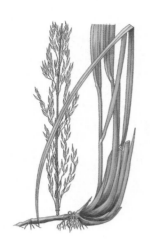

菰米

草本多年茎秆擎，

扁平叶片面光莹。

簇生花穗色红紫，

颖果菰实圆柱形。

长在沼泽深水处，

秋天收采晒干成。

性寒甘味归肠胃，

止渴除烦利便通。

菰米

【释名】茭米、雕蓬、雕苽、雕胡。

【气味】甘、冷、无毒。

【主治】

　　止渴、解烦热、调肠胃。

【诗解】

1. 古方传承。

2. 茭米。

3. 秋天收采。

4. 归肠胃经。

5. 止渴除烦。

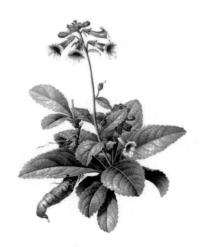

守气

已佚。

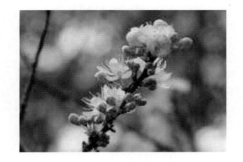

自然谷

已佚。

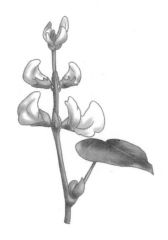

白豆

草本一年直茎扬，

三出复叶卵菱张。

腋生花序色泽绿，

荚果成熟种豆豇。

长在田园山野地，

秋天收采晒干藏。

性平甘味入脾肾，

益气调中暖胃肠。

白豆

【释名】饭豆、眉豆、白目豆、甘豆。

【气味】甘咸、平、无毒。

【主治】

调中益气、健脾益肾。

【诗解】

1. 古方传承。

2. 眉豆。

3. 秋天收采。

4. 归脾肾经。

5. 益气调中。

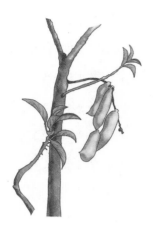

黎豆

【释名】 狸豆、虎豆、狗爪豆、八升豆。

【气味】 甘微苦、温、有小毒。

【主治】

　　　治脾胃虚寒、胃脘痛。

　　　风寒咳嗽。

黎豆

草本一年缠绕藤，

三出复叶卵圆形。

腋生花冠色泽紫，

荚果披毛种子莹。

长在田园湿润地，

秋天收采晒干成。

味甘微苦归脾肺，

益气温中消渴宁。

【诗解】

1. 古方传承。

2. 八升豆。

3. 秋天收采。

4. 归脾肺经。

5. 益气消渴。

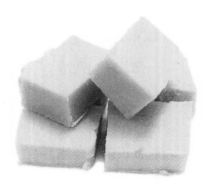

豆黄

【气味】 甘、温、无毒。忌猪肉。

【主治】

> 风湿腿疼、胃部胀满。
> 气虚乏力。

豆黄

草本一年粗茎扬，

三出复叶卵菱张。

腋生花冠淡白紫，

荚果垂弯种绿黄。

黑豆蒸干能入药，

上黄捣末晒干藏，

性温甘味归脾胃，

益气祛风止痛痒。

【诗解】

1. 古方传承。

2. 大豆黑色种子经加工而成。

3. 夏秋收采。

4. 归脾胃经。

5. 益气祛风。

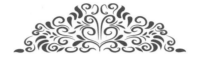

菜部

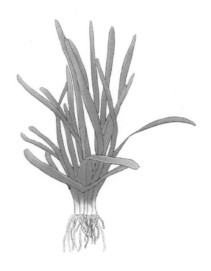

韭

草本多年根茎长，

基生叶片扁平张。

伞形花序红白色，

蒴果如心黑籽光。

栽种田园肥沃土，

全年收采保鲜藏。

甘酸性涩入肝肾，

行气温中能壮阳。

韭

【释名】草钟乳、起阳草。

【气味】韭：辛、微酸、温、涩、无毒。

韭子：辛、甘、温、无毒。

【主治】

胸痹急痛、阴阳易病。

伤寒劳复、喘息欲绝。

盗汗、消渴。

痢疾、赤白带下。

疮癣、刀伤出血。

【诗解】

1. 古方传承。

2. 起阳草。

3. 全年收割。

4. 归肝肾经。

5. 行气壮阳。

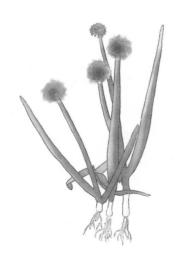

葱

【释名】芤、菜伯、和事草、鹿胎。

【气味】（葱茎白）辛、平、叶温，根、须、汁并无毒。

【主治】

感冒同寒、伤寒头痛。

风湿身痛、动胎。

脱阳危症、霍乱烦躁。

小便闭胀、大小便闭。

葱

草本多年圆茎伸，

基生绿叶具斑纹。

伞形花序呈白色，

蒴果三棱黑紫芯。

长在田原肥沃地，

夏秋收采去须根。

性温辛味归经胃，

发表通阳入太阴。

【诗解】

1. 古方传承。

2. 芤。

3. 夏秋收采。

4. 归胃经。

5. 发表通阳。

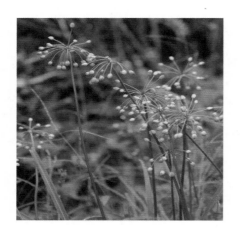

薤

鳞茎如球狭卵长，
中空叶片纵棱张。
伞形花序淡红紫，
小蒜白皮泽亮光。
长在丘陵山谷地，
春秋收采晒干藏。
性温辛苦归肝肺，
定喘杀虫能止痒。

薤

【释名】钓子、火葱、菜芝、鸿荟。

【气味】（薤白）辛、苦、温、滑、无毒。

【主治】

胸痹、奔豚气痛。

赤白痢、产后痢。

胎动、间疮痛痒。

【诗解】

1. 古方传承。

2. 火葱。

3. 春秋收采。

4. 归肝肺经。

5. 定喘杀虫。

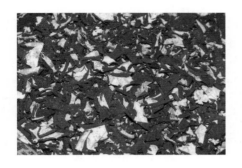

石耳

幼小形圆长大长，

原植单叶厚膜张。

网纹脉脊棕灰色，

团块囊盘表面光。

生在向阳石峭壁，

全年收采晾干藏。

性凉甘味归心肺，

清热消咳治烫伤。

石耳

【**释名**】灵芝。

【**气味**】甘、平、无毒。

【**主治**】

泻血脱肛、明目益精。

【**诗解**】

1. 古方传承。

2. 灵芝。

3. 全年收采。

4. 归心肺经。

5. 清热消咳。

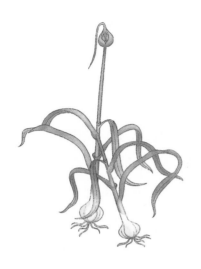

蒜

草本多年鳞茎长，

扁平叶片鞘圆张。

伞形花序红白色，

蒴果成熟子褐光。

长在田园肥沃土，

夏天收采晾干藏。

辛甘温热入脾胃，

行气消积治犬伤。

蒜

【释名】小蒜、茆蒜、荤菜。

【气味】（根）辛、温、有小毒。

【主治】

时气温病、干霍乱。

长年心痛、疟疾。

恶核肿结、小儿白秃。

【诗解】

1. 古方传承。

2. 小蒜。

3. 夏天收采。

4. 归脾胃经。

5. 行气消积。

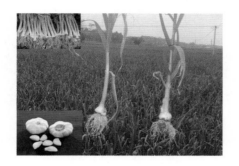

葫

草本多年鳞茎生，
扁平叶片绿灰莹。
花开夏季粉红色，
朔果开张籽褐星。
各地种植多广泛，
夏天收采晾干成。
性温辛味归脾肺，
消肿杀虫治耳聋。

葫

【**释名**】大蒜、荤菜。

【**气味**】辛、温、有毒。久食损人目。

【**主治**】

　　归五脏、散痈肿除风邪。

　　下气、消谷、化肉。

【**诗解**】

1. 古方传承。

2. 大蒜。

3. 夏天收采。

4. 归脾胃经。

5. 消肿杀虫。

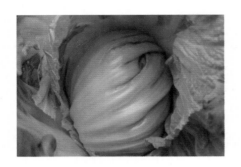

芸薹

直茎无毛霜粉团，
顶生叶片大头圆。
卵形花瓣金黄色，
种子如球红褐颜。
长在田园肥沃土，
春天收采用新鲜。
性平甘味归脾肺，
消肿通肠散血寒。

芸薹

【释名】寒菜、胡菜、薹菜、薹芥、油菜。

【气味】（茎、叶）辛、温、无毒。

【主治】

赤火丹毒、天火热疮。

风热肿毒、瘰疬。

血痢腹痛、肠风下血。

产后血晕、热疖肿毒。

伤损接骨、汤火伤。

【诗解】

1. 古方传承。

2. 胡菜。

3. 春天收采。

4. 归脾肺经。

5. 消肿通肠。

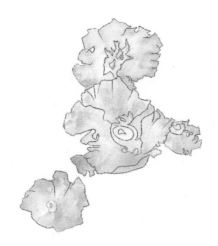

地耳

地耳繁衍生命强，

雨中绿菜最平常。

岩衣藻体范围广，

入药传承百草纲。

长在山坡荒野岭，

夏秋收采晾干藏。

性寒甘味滋阴肺，

益气清心明目张。

地耳

【释名】地踏菇。

【气味】甘、平、无毒。

【主治】

　　明目益气、补肾。

【诗解】

1. 古方传承。

2. 地踏菇。

3. 夏秋收采。

4. 味甘性寒。

5. 益气清心。

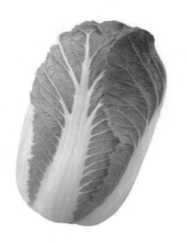

菘

直茎分枝草本青，

基生叶片绿光明。

圆锥花瓣淡黄色，

种子如球紫褐莹。

长在田园肥沃地，

冬初收采保鲜成。

性平甘味入肠胃，

解热除烦利便通。

菘

【释名】白菜。

【气味】（茎、叶）甘、温、无毒。

（籽）甘、平、无毒。

【主治】

茎叶：

通利肠胃、除胸中烦。

解酒渴、消食下气。

治瘴气、止热气嗽。

籽：

作油,涂头长发,涂刀剑不钝。

【诗解】

1. 古方传承。

2. 白菜。

3. 冬初收采。

4. 归肠胃经。

5. 解热除烦。

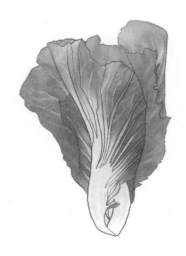

芥

直茎分枝霜粉颜，
基生叶片裂边缘。
楔形花瓣淡黄色，
均果成熟种子圆。
长在田园肥沃土，
秋天收采晒干鲜。
性温辛味归肝肺，
消肿通膈能化痰。

芥

【气味】（茎、叶）辛、温、无毒。
（籽）辛、热、无毒。

【主治】

　　牙龈肿烂、漆疮搔痒。

　　痔疮肿痛、感寒无汗。

　　中风口噤、舌缩。

　　喉痹肿痛、夜盲。

　　眉毛不生、反胃吐食。

　　腰脊胀痛、一切痈肿。

【诗解】

1. 古方传承。

2. 芥菜。

3. 秋天收菜。

4. 归肝肺经。

5. 消肿通膈。

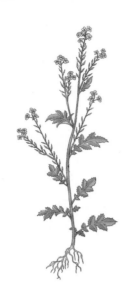

白芥

【释名】 胡芥、蜀芥。

【气味】 （籽）辛、温、无毒。

【主治】

      反胃上气、热痰烦晕。

      腹冷气起、肿毒初起。

白芥

直茎分枝粗壮棵，

互生叶片质膜薄。

顶开花朵色泽绿，

角果如珠毛刺多。

长在田间肥沃土，

春秋收采晒干搁。

性温辛味归经肺，

利气祛寒能镇咳。

【诗解】

1. 古方传承。

2. 胡芥。

3. 春秋收采。

4. 归肺经。

5. 和气祛寒。

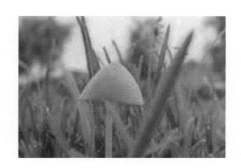

土菌

菌盖初型皮透明，

裂开鳞片紫光呈。

底生长柄颜黑色，

孢子如球面褐莹。

长在混交林下土，

夏秋收采晒干成。

气平甘味有毒性，

抗癌清咽止痛宁。

土菌

【释名】杜蕈、地蕈、菇子、地鸡、獐头。

【气味】甘、寒、有毒。

【主治】

烧灰，敷疮疥。

【诗解】

1. 古方传承。

2. 杜蕈。

3. 夏秋收采。

4. 味甘气平有毒。

5. 抗癌止痛。

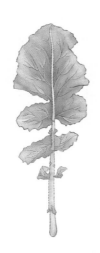

芜菁

【释名】 蔓菁、九英菘、诸葛菜。

【气味】 （根、叶）苦、温、无毒。

（籽）苦、辛、平、无毒。

【主治】

肿毒、乳痈寒热。

阴肿如斗、明目益气。

急性黄疸、腹结不通。

二便不通、胀闷欲死。

妊娠尿涩、背疽不愈。

芜菁

草本芜菁肉质根，

基生复叶柄长伸。

圆形花瓣呈黄色，

种子如球有网纹。

长在田间湿润地，

冬春收采晒干存。

甘温辛苦归心肺，

下气消食解酒晕。

【诗解】

1. 古方传承。

2. 蔓菁。

3. 冬春收采。

4. 归心肺经。

5. 下气消食解酒。

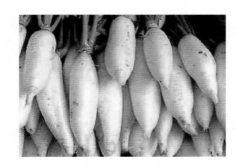

莱菔

【释名】芦、萝卜、紫花菘、温菘、土酥。

【气味】温、无毒。（根）辛、甘。（叶）辛、苦。

【主治】

反胃、肺痿咳血。

鼻血不止、禁口痢。

大肠便血、遍体浮肿。

偏正头痛、满口烂疮。

汤火伤、久嗽痰喘。

莱菔

草本一年根茎圆，

琴形羽叶钝先端。

雌雄花蕊红白紫，

角果成熟种喙尖。

长在田园肥沃地，

初冬收采保新鲜。

辛甘凉性归脾肺，

下气宽中能化痰。

【诗解】

1. 古方传承。

2. 萝卜。

3. 初冬收采。

4. 归脾肺经。

5. 下气宽中。

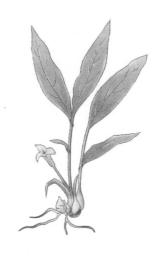

生姜

草本多年茎扁圆，

互生叶片线形尖。

披针花冠黄白紫，

种子成熟黑色颜。

长在田园沙土地，

秋冬挖采保干鲜。

性温辛味入脾肺，

发表开痰能散寒。

生姜

【气味】辛、微温、无毒。

【主治】

疟疾寒热、寒热痰嗽。

胸胁满痛、大便不通。

湿热发黄、满口烂疮。

牙齿疼痛、中药毒。

刀斧伤、闪扭手足。

跌打损伤、腋下狐臭。

【诗解】

1. 古方传承。

2. 大姜。

3. 秋冬收采。

4. 归脾肺经。

5. 开痰散寒。

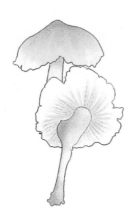

鸡菌

菌盖黏滑深褐光，

白蘑开裂假根长。

米黄体棒皮薄壁，

孢子椭圆红粉妆。

长在山坡荒草地，

夏秋挖采晒干藏。

气平甘味无毒性，

益气清神治痔疮。

鸡菌

【释名】鸡菌。南人谓为鸡㙡，皆言其味似之也。

【主治】

益胃清神、治痔。

【诗解】

1. 古方传承。

2. 鸡㙡。

3. 夏秋收采。

4. 味甘无毒。

5. 益气清神。

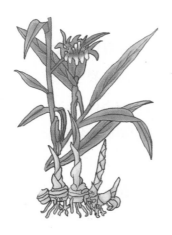

干姜

【释名】白姜。

【气味】辛、温、无毒。

【主治】

脾胃虚冷、吃不下饭。

头晕吐逆、水泻。

血痢、脾寒疟疾。

咳嗽上气、吐血不止。

赤眼涩痛、牙痛。

痈疽初起、瘰疬不收。

干姜

草本姜棵根茎活，

互生叶片有长舌。

披针花冠色黄绿，

蒴果成熟籽粒多。

长在丘陵沙土地，

冬天挖采晒干搁。

性温辛味归脾胃，

通脉回阳治喘咳。

【诗解】

1. 古方传承。

2. 白姜。

3. 冬天挖采。

4. 归脾胃经。

5. 通脉回阳。

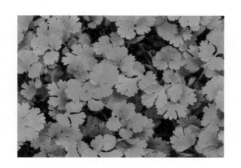

胡荽

直茎中空草本纲，

根生叶片柄楔长。

雌雄花蕊红白色，

种子形圆熟果张。

长在田园湿润地，

春天收采晒干藏。

性温辛味归脾肺，

开胃消食利大肠。

胡荽

【释名】香荽、胡菜、荽。

【气味】（根、叶）辛、温、微毒。

（籽）辛、酸、平、无毒。

【主治】

痘疹不快、孩子丹。

产后无乳、小便不通。

肛门脱出、蛇虫螫伤。

痢及泻血、痔痛。

【诗解】

1. 古方传承。

2. 香荽。

3. 春天收采。

4. 归脾肺经。

5. 开胃消食。

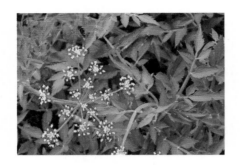

水芹

【释名】芹菜、水英、楚葵。

【气味】（茎）甘、平、无毒。

【主治】

　　小儿吐泻、小便淋痛。

　　小便出血。

水芹

直茎中空圆柱形，

互生复叶柄伸擎。

小花蕊朵呈白色，

悬果如锥起木棱。

长在田园湿润地，

夏秋收采晒干成。

温辛苦涩入心肺，

清热除烦能养精。

【诗解】

1. 古方传承。

2. 芹菜。

3. 夏秋收采。

4. 归心肺经。

5. 清热养精。

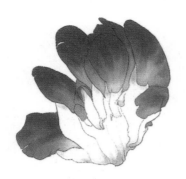

蘑菰蕈

菌盖黄棕半月牙，

雪白嫩肉面光滑。

离生褶片粉红色，

孢子椭圆膜质华。

长在路旁荒草地，

成形收采最为佳。

性平甘味归肠肺，

开胃提神降血压。

蘑菰蕈

【释名】肉蕈。

【气味】甘、寒、无毒。

【主治】

益肠胃、化痰理气。

【诗解】

1. 古方传承。

2. 肉蕈。

3. 长成形收采。

4. 归肠肺经。

5. 提神降压。

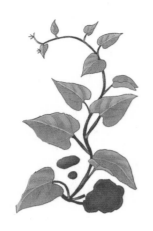

茴香

直茎分枝灰绿苍，

互生叶片翅狭长。

卵形花冠金黄色，

分果椭圆油管张。

长在田园肥沃土，

秋天收采晒干藏。

性温辛味归肝肾，

止痛祛寒入太阳。

茴香

【释名】茴香、八角珠。

【气味】（籽）辛、平、无毒。

【主治】

大小便闭、鼓胀气促。

小便频数、肾虚腰痛。

胁下刺痛、蛇咬久溃。

【诗解】

1. 古方传承。

2. 茴香。

3. 秋天收采。

4. 归肝肾经。

5. 止痛祛寒。

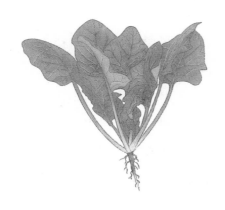

菠菜

直茎中空株嫩光，

互生叶片柄伸长。

雌雄花蕊色黄绿，

胞果成熟角刺张。

长在田园青菜地，

冬春收采用鲜秧。

性凉甘味入肠胃，

养血平肝治痔疮。

菠菜

【释名】菠菜、波斯草、赤根菜。

【气味】（菜、根）甘、冷、滑、无毒。

【主治】

通血脉、开胸膈。

下气调中、止渴润燥。

【诗解】

1. 古方传承。

2. 菠菜。

3. 冬春收采。

4. 归肠胃经。

5. 养血平肝。

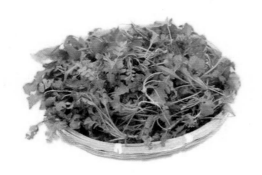

荠菜

细茎分枝黄绿间，

根出叶羽卷边缘。

腋生花瓣呈白色，

种子椭圆浅褐颜。

长在庭园田野地，

宜于春夏采干鲜。

性凉甘淡入心肺，

明目平肝治肾炎。

荠菜

【释名】护生草。

【气味】甘、温、无毒。

【主治】

利肝和中、明目益胃。

治赤白痢。

【诗解】

1. 古方传承。

2. 护生草。

3. 春夏收采。

4. 归心肺经。

5. 明目平肝。

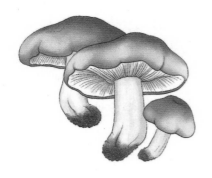

香蕈

【气味】 甘、平、无毒。

【主治】

　　治风破血、亦治小便失禁。

香蕈

菌盖皮黑颜面粗，

弯生白柄有毛须。

子实体裂留褶皱，

肉厚如线品质殊。

长在栗柯橡树干，

春秋冬季采全株。

性平甘味入肝胃，

益气消食托痘毒。

【诗解】

1. 古方传承。

2. 香菇。

3. 春秋冬收采。

4. 归肝胃经。

5. 益气消食。

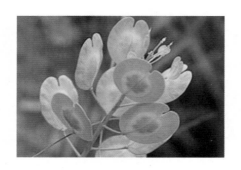

菥蓂

直茎分枝粉面莹，

互生单叶卵圆形。

雌雄花蕊呈白色，

角果橙皮种扁平。

长在山坡荒草地，

夏秋收采晒干成。

微寒甘苦归肝肾，

益气祛风消肿痈。

菥蓂

【释名】大荠、大蕺、马辛。

【气味】（苗）甘、平、无毒。（籽）辛、微温、无毒。

【主治】

　　和中益气、利肝明目。

【诗解】

1. 古方传承。

2. 大荠。

3. 夏秋收采。

4. 归肝肾经。

5. 益气祛风。

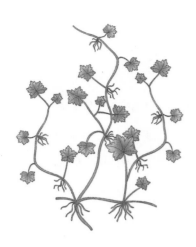

鸡肠草

纤茎分枝毛细绵，

互生叶片钝先端。

雌雄花蕊色黄绿，

瘦果椭圆棱四边。

长在阴湿荒草地，

秋冬收采晒干鲜。

性温辛味归肝肺，

明目祛风能散寒。

鸡肠草

【释名】石胡荽。

【气味】微辛、苦、平、无毒。

【主治】

　　　小便频数、小儿下痢。

　　　风热牙痛、头疮。

　　　漆疮发痒。

【诗解】

1. 古方传承。

2. 石胡荽。

3. 秋冬收采。

4. 归肝肺经。

5. 明目祛风。

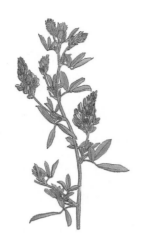

苜蓿

草本多年蔓茎长，

三出复叶卵圆张。

簇生花冠色泽紫，

荚果皮黑螺旋扬。

长在田原山野地，

夏秋割采晒干藏。

性平味苦归脾胃，

消肿清湿利大肠。

苜蓿

【释名】木粟、光风草。

【气味】苦、平、涩、无毒。

【主治】

　　脾胃间邪热气。

　　小肠各种热毒。

【诗解】

1. 古方传承。

2. 光风草。

3. 夏秋收采。

4. 归脾胃经。

5. 消肿清湿。

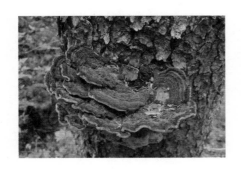

皂荚蕈

乔木分枝棘刺红，
披针复叶钝楔形。
椭圆花瓣黄白色，
荚果泽光籽扁平。
山野皂枯生木耳，
夏秋收采焙干成。
辛温气味有毒性，
除垢祛风止血宁。

皂荚蕈

【气味】辛、有毒。

【主治】

　　肠风泻血、肿毒初起。

【诗解】

1. 古方传承。

2. 皂荚树上的木耳。

3. 夏秋收采。

4. 辛温有毒。

5. 除垢祛风。

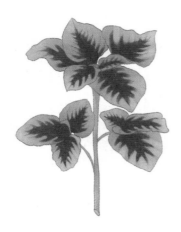

苋

粗茎分枝红绿颜，

卵形叶片顶端尖。

雌雄花簇色黄紫，

胞果成熟种钝边。

长在道旁荒草地，

宜于春夏采干鲜。

微寒甘味无毒性，

清热疗疮除便难。

苋

【气味】（菜）甘、冷利、无毒。

（苋实）甘、寒、无毒。

【主治】

产后下痢、蛇虫螫伤。

漆疮搔痒等。

【诗解】

1. 古方传承。

2. 云苋菜。

3. 春晓收采。

4. 味甘无毒。

5. 清热疗疮。

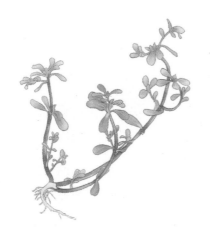

马齿苋

圆茎光滑淡褐红，

互生叶片马牙形。

小花两性呈黄色，

蒴果如锥种面莹。

长在路边苗圃地，

夏秋收采晒干成。

气寒辛苦入肠胃，

清热宽中杀诸虫。

马齿苋

【释名】马苋、五行草、五方草、长命菜、九头狮子草。

【气味】酸、寒、无毒。

【主治】

脚气浮肿、心腹胀满。

小便涩少、产后虚汗。

产后血痢、小便不爱。

脐腹疼痛、肛门肿痛。

赤白㿗疬、腹中白虫。

风齿肿痛、小儿脐疮

疔疮肿毒、积年恶疮。

【诗解】

1. 古方传承。

2. 五行草。

3. 夏秋收采。

4. 归肠胃经。

5. 清热杀虫。

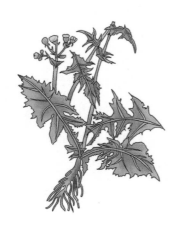

苦菜

直茎中空乳汁汪，

互生叶片齿尖长。

小花舌状呈黄色，

瘦果成熟红褐光。

长在丘陵川谷地，

一年三季可收藏。

性寒味苦入心胃，

凉血清毒治恶疮。

苦菜

【释名】名荼、苦苣、苦荬、游冬、
褊巨、老鹳菜、天香菜。

【气味】（菜）苦、寒、无毒。

【主治】

血淋、尿血、喉痹。

对口恶疮、赤白痢。

【诗解】

1. 古方传承。

2. 天香菜。

3. 春秋收采。

4. 归心胃经。

5. 凉血清毒。

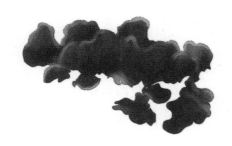

木耳

【释名】 木软、木菌、树鸡、木蛾。

【气味】 甘、平、有小毒。

【主治】

> 眼流冷泪、崩中漏下。
>
> 脱肛泻血、月经不断。
>
> 赤白带下、瘰疬溃粒。
>
> 蛔虫寄生、肺痈咳血。

木耳

木耳平滑淡褐光，

密生柔软短毛张。

初时胶质富弹性，

孢子长方梗顶扬。

长在杨槐桑柳树，

夏秋收采晒干藏。

性温甘苦入肠胃，

养血息风治痔疮。

【诗解】

1. 古方传承。

2. 木蛾。

3. 夏秋收采。

4. 归肠胃经。

5. 养血息风。

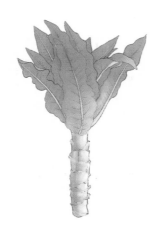

莴苣

直茎光滑如笋形，

互生叶片齿边棱。

花舌出裂呈黄色，

种子灰白果扁平。

长在田园肥沃地，

春天收采晒干青。

性凉甘苦入肠胃，

利便消食畅乳通。

莴苣

【**释名**】名莴菜、千金菜。

【**气味**】（菜）苦、冷、微毒。

【**主治**】

　　　乳汁不有、小便不通。

　　　百虫入耳、腰部闪伤。

【**诗解**】

1. 古方传承。

2. 千金菜。

3. 春天收采。

4. 归肠胃经。

5. 消食通乳。

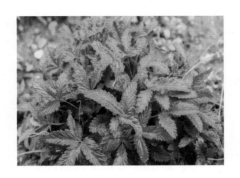

翻白草

草本多年着密绒，

披针小叶钝边生。

绵毛花瓣呈黄色，

瘦果光滑近肾形。

长在山坡荒草地，

夏秋收采晒干成。

气平甘味无毒性，

清热祛风消肿痈。

翻白草

【**释名**】鸡腿根、天藕。

【**气味**】（根）甘、微苦、平、无毒。

【**主治**】

崩中下血、疟疾寒热。

无名肿毒、疔疮初起。

【**诗解**】

1. 古方传承。

2. 鸡腿根。

3. 夏秋收采。

4. 味甘无毒。

5. 清热祛风。

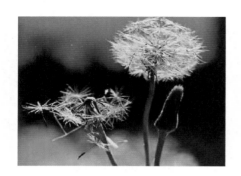

蒲公英

草本多年乳汁盈，

根生叶片矩圆形。

披针花朵呈黄色，

瘦果洁白具纵棱。

长在山坡荒草地，

春秋收采晒干成。

性寒甘苦归肝胃，

清热排毒治肺痈。

蒲公英

【释名】名耨草、金簪草、黄花地丁。

【气味】（苗）甘、平、无毒。

【主治】

乳痈红肿、疳疮疔毒。

【诗解】

1. 古方传承。

2. 黄花地丁。

3. 春秋收采。

4. 归肝胃经。

5. 清热排毒。

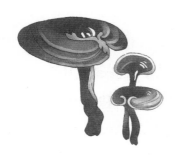

芝

菌盖漆皮红褐光，

鲜芝圆柄伞开张。

乳白肉质飘香气，

孢子双层小刺长。

长在向阳枯树下，

全年可采晒干藏。

性平甘味归心肺，

益气安神滋补强。

芝

【释名】囚。

【气味】青芝：一名龙芝，酸、平、无毒。赤芝：一名丹芝，苦、平、无毒。黄芝：一名金芝，甘、平、无毒。

【主治】

青芝：

明目、补肝。

安神、增强记忆力。

赤芝：

解胸胃郁结、补中益气。

黄芝：

益脾胃、安神。

【诗解】

1. 古方传承。

2. 灵芝。

3. 全年可采。

4. 归心肺经。

5. 滋补安神。

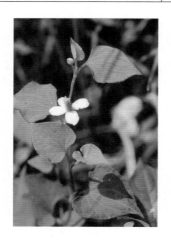

蕺

草本多年侧耳长，

互生叶片面莹光。

顶端花穗呈白色，

蒴果圆形种子良。

长在水边荒野地，

夏秋收采晒干藏。

性寒辛味入肝肺，

清热消食治痔疮。

蕺

【释名】菜、鱼腥草。

【气味】（叶）辛、微温、有小毒。

【主治】

背疮热肿、痔疮肿痛。

疔疮作痛、小儿脱肛。

虫牙痛、蛇虫咬伤。

【诗解】

1. 古方传承。

2. 鱼腥草。

3. 夏秋收采。

4. 归肝肺经。

5. 清热消食。

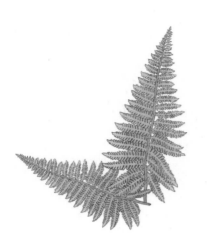

蕨

根茎匍匐地下连，

披针羽叶状椭圆。

密集中脉常分叉，

孢子囊群似线拴。

长在山林荒草地，

秋冬收采晒干鲜。

性寒甘味归脾胃，

清热祛湿能化痰。

蕨

【气味】（萁、根）甘、寒、滑、无毒。

【主治】

　　去暴热、利水道。

【诗解】

1. 古方传承。

2. 蕨杆植物。

3. 秋冬收采。

4. 归脾胃经。

5. 清热祛湿。

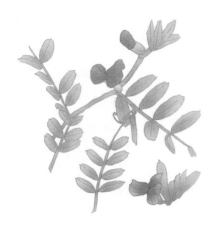

薇

【释名】 垂水、野豌豆、大巢菜。

【气味】 甘、寒、无毒。

【主治】

利水道、下浮肿、润大肠。

薇

草本多年根茎连，

分枝复叶箭头尖。

密集花蕊红蓝紫，

荚果无毛种褐颜。

长在山坡荒野地，

夏天收采晒干鲜。

辛温甘味无毒性，

补肾调经能化痰。

【诗解】

1. 古方传承。

2. 野豌豆。

3. 夏天收采。

4. 辛甘无毒。

5. 补肾调经。

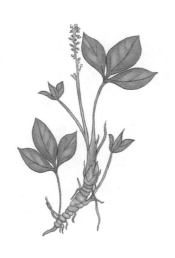

睡菜

根茎匍匐卧水间，

三出复叶露全缘。

卵形花朵呈白色，

蒴果如球种子圆。

长在沼泽湿润地，

夏秋收采晒干鲜。

微寒甘苦无毒性，

清热消食治胃炎。

睡菜

【释名】暝菜、绰菜、醉草、懒妇。

【气味】甘、微苦、寒、无毒。

【主治】

心膈邪热、不得眠。

【诗解】

1. 古方传承。

2. 绰菜。

3. 夏秋收采。

4. 甘苦无毒。

5. 清热消食。

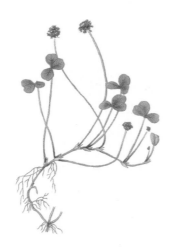

翘摇

草本一年细茎扬，

披针叶片面泽光。

蝶形花朵色白紫，

荚果皮棕种扁长。

长在田原肥沃土，

宜于春夏采鲜秧。

甘平辛味归脾肺，

活血调经入胃肠。

翘摇

【释名】摇车、野蚕豆、小巢菜。

【气味】辛、平、无毒。

【主治】

利五脏、明耳目。

去热风、止热疟。

活血平胃。

【诗解】

1. 古方传承。

2. 野蚕豆。

3. 春夏采鲜。

4. 归脾肺经。

5. 活血调经。

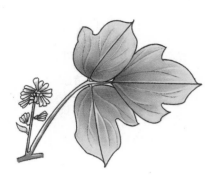

草本多年茎蔓长，

顶出小叶卵斜张。

腋生花蕊呈黄色，

荚果形圆籽粒光。

长在林间荒野地，

夏秋收采晒干藏。

性平酸苦归脾胃，

活血祛风治烫伤。

鹿藿

【释名】鹿豆、劳豆、野绿豆。

【气味】苦、平、无毒。

【主治】

　　肠痈、瘰疬。

【诗解】

1. 古方传承。

2. 野绿豆。

3. 夏秋收采。

4. 归脾胃经。

5. 活血祛风。

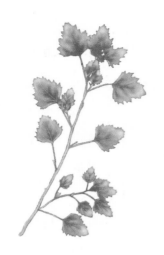

藜

草本一年直茎扬，
互生叶片钝楔张。
小花成簇泽黄绿，
胞果形圆种扁长。
长在路旁山野地，
夏天收采晒干藏。
气平甘味微毒性，
清热杀虫治疥疮。

藜

【释名】莱、红心灰蓼、鹤顶草、胭脂菜。

【气味】（叶）甘、平、微毒。

【主治】

白癜风。

【诗解】

1. 古方传承。

2. 胭脂菜。

3. 夏天收采。

4. 味甘微毒。

5. 清热杀虫。

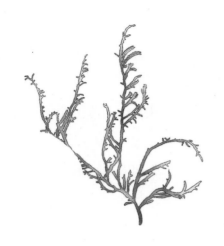

龙须菜

藻体丛生紫褐莹，

线形软骨干枝明。

四分孢子细胞裂，

囊果如球皮色红。

长在内湾肥沃地，

夏秋收采保鲜成。

甘寒咸味无毒性，

清热祛风利尿通。

龙须菜

【气味】甘、寒、无毒。

【主治】

　　瘿结热气、利小便。

【诗解】

1. 古方传承。

2. 海菜。

3. 夏秋收采。

4. 咸甘无毒。

5. 祛风利尿。

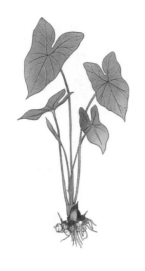

芋

块茎纤毛埋土中，

簇生叶片面光莹。

穗花佛焰淡黄色，

浆果无实芋艿成。

长在田园肥沃地，

秋天收采保鲜容。

性平辛味归肠胃，

益气调中利便通。

芋

【释名】土芝、蹲。

【气味】（芋子）辛、平、滑、有小毒。

（叶、茎）辛、冷、滑、无毒。

【主治】

　　芋子宽肠胃、疗烦热、破宿血、去死肌。

　　茎、叶敷疮肿、治蛇虫咬伤。

【诗解】

1. 古方传承。

2. 土芝。

3. 秋天收采。

4. 归肠胃经。

5. 益气通便。

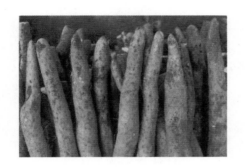

薯蓣

草本多年茎有棱，

珠芽叶片面光莹。

小花成穗色黄绿，

蒴果长宽种翅生。

长在向阳肥沃地，

冬天收采晒干成。

性平甘味入脾肺，

固肾除寒能益精。

薯蓣

【释名】薯，土薯、山薯、山芋、
山药、玉延。

【气味】（根）甘、温、平、无毒。

【主治】

　　心腹虚胀、手足厥逆。

　　不思饮食、禁口痢。

　　小便数多、痰风喘急。

　　脾胃虚弱。湿热虚泄、

　　肿毒初起、手足冻疮。

【诗解】

1. 古方传承。

2. 山芋。

3. 冬天收采。

4. 归脾肺经。

5. 固肾益精。

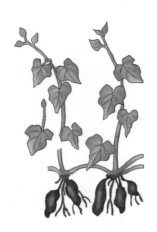

甘薯

块茎分枝绿本藤,

互生叶片近圆形。

雌雄花蕊粉白色,

蒴果三棱种翅明。

长在山坡荒土地,

夏秋收采晒干成。

微凉甘涩无毒性,

止血排脓能补中。

甘薯

【气味】甘、平、无毒。

【主治】

补虚乏、益气力。

健脾胃、强肾阴。

【诗解】

1. 古方传承。

2. 地瓜。

3. 夏秋采收。

4. 干涩无毒。

5. 止血补中。

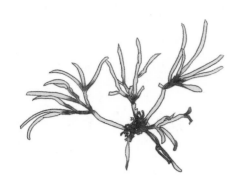

薯蕷

藻体分枝黄褐颜，

柱型短柄顶端宽。

生殖托变成长角，

表面结节黏液沾。

长在岩石深海处，

宜于春夏采鲜干。

性寒咸味归肠胃，

清热消食能化痰。

鹿角菜

【**释名**】猴葵。

【**气味**】甘、大寒、滑、无毒。

【**主治**】

下热风气。

疗小儿骨蒸热劳。

【**诗解**】

1. 古方传承。

2. 猴葵。

3. 春夏收采。

4. 归肠胃经。

5. 清热化痰。

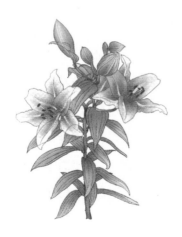

百合

鳞片披针无茎节，

散生叶片面光洁。

喇叭花朵红白色，

蒴果圆形种子多。

长在山坡邻灌木，

秋天挖采晒干搁。

性寒甘味归心肺，

清热安神除燥咳。

百合

【**释名**】藩、强瞿、蒜脑薯。

【**气味**】甘、平、无毒。

【**主治**】

　　　面合病、肺脏热。

　　　肺病吐血、风疹流走。

　　　疮肿不穿、天泡疮。

【**诗解**】

1. 古方传承。

2. 蒜脑薯。

3. 秋天挖采。

4. 归心肺经。

5. 清热安神。

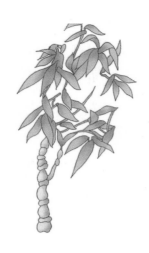

竹笋

竹子植株高入云，

披针叶片绿颜深。

小枝花穗形如帚，

新笋初生鲜嫩纯。

长在园林山野地，

夏秋收采晒干存。

性寒甘味入肝肺，

清热消痰治眩晕。

竹笋

【**释名**】竹萌、竹芽、竹胎、竹子。

【**气味**】甘、微寒、无毒。

【**主治**】

治消渴、利膈下气。

化热消痰爽胃。

【**诗解**】

1. 古方传承。

2. 竹萌。

3. 春夏收采。

4. 归甘肺经。

5. 清热消痰。

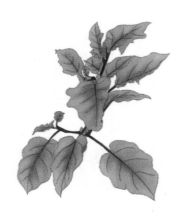

茄

直茎分枝绿杆扬，

互生叶片面毛张。

顶端花朵紫蓝色，

浆果光滑圆又长。

长在田园肥沃地，

夏秋收采晒干藏。

性凉甘味归脾胃，

清热祛痰治溃疡。

茄

【释名】落苏、昆化瓜、草鳖甲。

【气味】（茄子）甘、微寒、无毒。

【主治】

肠风下血、腰脚拘挛。

跌打损伤、热毒疮肿。

白癜风、牙痛。

血淋、久痢。

【诗解】

1. 古方传承。

2. 昆化瓜。

3. 夏秋收采。

4. 归脾胃经。

5. 祛痰治溃疡。

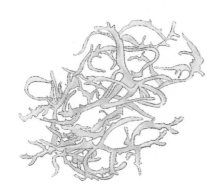

石花菜

大本沙根侧扁圆，

分枝弯曲末端尖。

细胞胶质成丝状，

囊果突出孢子全。

长在低潮深水底，

夏秋收采晒干鲜。

甘咸性味归脾肺，

清热驱蛔治肾炎。

石花菜

【释名】琼枝，并以形名之。

【气味】甘、咸、大寒、滑、无毒。

【主治】

去上焦浮热，发下部虚寒。

【诗解】

1. 古方传承。

2. 琼枝。

3. 夏秋收采。

4. 归脾肺经。

5. 驱蛔治肾炎。

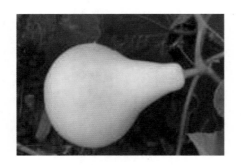

壶卢

草本分枝伸绿藤，

互生叶片卵圆形。

雌雄花瓣呈白色，

瓠果如球种子成。

长在庭园湿润地，

秋天收采去皮层。

性平甘淡归脾肺，

利水清咳益气通。

壶卢

【释名】瓠瓜、匏瓜。

【气味】（壶瓠）甘、平、滑、无毒。

【主治】

除烦，治心热，利小肠。

润心肺，疗心淋，消黄肿。

【诗解】

1. 古方传承。

2. 瓠瓜。

3. 秋天收采。

4. 归脾肺经。

5. 利水清咳。

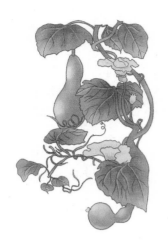

苦瓠

草本一年伸绿藤，

互生叶片卵圆形。

雌雄花朵呈白色，

瓠果光滑种扁平。

长在阳台庭院内，

夏秋收采晒干青。

甘平味苦有毒性，

清热排毒利尿通。

苦瓠

【释名】苦瓠、匏瓜。

【气味】（瓠、籽）苦、寒、有毒。

【主治】

水肿、头面肿大。

通身水肿、小便不通。

风痰头痛、牙痛。

恶疮癣癞、痔疮肿痛。

耳出脓、一切瘘疮。

【诗解】

1. 古方传承。

2. 匏瓜。

3. 夏秋收采。

4. 味苦有毒。

5. 排毒利尿。

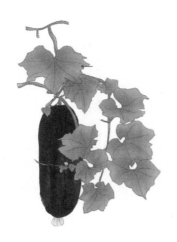

冬瓜

草本一年蔓茎托，

互生叶片齿边缺。

卵形花朵呈黄色，

瓠果如球种子多。

长在田园肥沃地，

夏秋收采晒干搁。

性凉甘淡入肠肺，

利水消痰止喘咳。

冬瓜

【释名】名白瓜、水芝、地芝。

【气味】白冬瓜：甘、微寒、无毒。

瓜练：甘、平、无毒。白瓜子：甘、

平、无毒。

【主治】

    白冬瓜：

    消渴不止、浮肿喘满。

    痔疮肿痛、热毒、痱子。

    瓜练（瓜瓤）：

    消渴烦乱、水肿，小便少。

    白瓜子（冬瓜仁）：

    补肝明目。

    男子白浊、女子白带。

【诗解】

1. 古方传承。

2. 白瓜。

3. 夏天收采。

4. 归肠肺经。

5. 利水止渴。

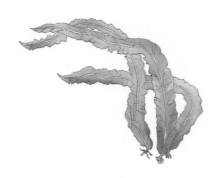

紫菜

藻体多年毛菜科，

扁平叶片绿边薄。

单层膜质红黄紫，

短柄托盘吸固着。

长在岩石潮水带，

冬春收采晒干搁。

咸甘寒性归脾肺，

利水除湿能止咳。

紫菜

【释名】紫软。

【气味】甘、寒、无毒。

【主治】

烦热、病瘿瘤脚气者。

【诗解】

1. 古方传承。

2. 紫软。

3. 冬春收采。

4. 归脾肺经。

5. 除湿止咳。

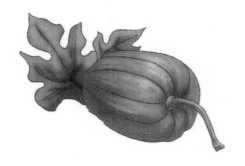

南瓜

【气味】甘、温、无毒。

【主治】

补中益气。

南瓜

藤茎中空五角棱，

互生叶片面毛茸。

斗形花朵呈黄色，

瓠果长圆种扁平。

长在庭园田野地，

夏秋收采保鲜成。

性温甘味入脾胃，

益气消炎利尿通。

【诗解】

1. 古方传承。

2. 葫芦种南瓜的果实。

3. 夏秋收采。

4. 归脾胃经。

5. 消炎利尿。

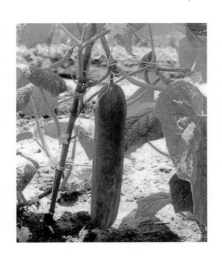

胡瓜

【释名】黄瓜。

【气味】甘、寒、有小毒。

【主治】

水病肚胀、四肢浮肿。

咽喉肿痛、火眼赤痛。

胡瓜

草本一年细茎攀，

互生叶片锐边缘。

雌雄花朵呈黄色，

瓠果青莹短刺尖。

长在田园肥沃土，

夏秋收采用新鲜。

性凉甘苦入肠胃，

除热排毒解渴烦。

【诗解】

1. 古方传承。

2. 黄瓜。

3. 夏秋收采。

4. 归肠胃经。

5. 排毒解渴。

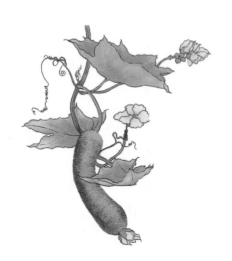

丝瓜

【释名】天丝瓜、天罗、布瓜、蛮撖、鱼鲛。

【气味】（瓜）甘、平、无毒。

【主治】

痈疽不敛、疮口很深。

风热肋肿、坐板疮。

手足冻疮、痔漏脱肛。

肠风下血、血崩。

乳汁不通、卵肿偏坠。

丝瓜

枝茎攀援架上活，

互生叶片坠长托。

雌雄花朵呈黄色，

瓠果成熟干燥壳。

长在田园湿润地，

夏秋收采保鲜搁。

性平甘味入肝胃，

清热除烦治喘咳。

【诗解】

1. 古方传承。

2. 天罗。

3. 夏秋收采。

4. 归肝胃经。

5. 除烦止喘。

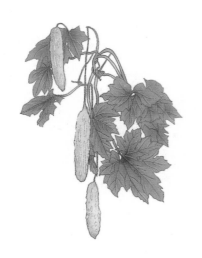

苦瓜

草本分枝须卷扬，

圆形大叶面滑光。

雌雄花朵呈黄色，

癞果成熟种扁长。

长在温湿肥沃土，

夏秋收采晒干藏。

性寒味苦归心肺，

明目除烦治恶疮。

苦瓜

【释名】锦荔枝、癞葡萄。

【气味】（瓜）苦、寒、无毒。（籽）
苦、甘、无毒。

【主治】

　　瓜：

　　除邪热、解劳乏、清心明目。

　　籽：

　　益气壮阳。

【诗解】

1. 古方传承。

2. 癞葡萄。

3. 夏秋收采。

4. 归心肺经。

5. 明目除烦。

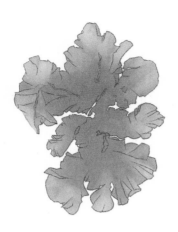

石莼

藻体丛生色绿蓝，

卵形叶片皱边缘。

细胞膜质中间厚，

无柄平滑固器盘。

长在海礁临水处，

冬春收采晒干鲜。

甘咸寒性归经肾，

利水祛痰治胃炎。

石莼

【释名】海白菜。

【气味】甘、平、无毒。

【主治】

　　利小便、治风秘不通。

【诗解】

1. 古方传承。

2. 海白菜。

3. 冬春收采。

4. 归肾经。

5. 利水祛痰。

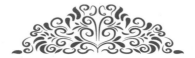

果

部

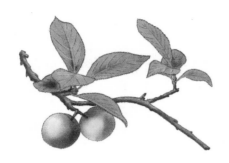

李

乔木红枝树冠扬，
卵形叶片尾尖长。
雌雄花蕊呈白色，
核果如球炫紫光。
长在疏林山野地，
夏初收采晒干藏。
性寒味苦归脾胃，
活血祛瘀治损伤。

李

【释名】李子。

【气味】果实：苦、酸、微温、无毒。
核仁：苦、平、无毒。根白皮（树
皮刮去外层皱皮后炙黄入药）：大寒、
无毒。

【主治】

果实：

肝病人宜食。

核仁：

利小肠，下水气，消浮肿。

根白皮：

煮汁服，止消渴，治赤白痢及
赤白带；煎水含漱，治齿痛。

【诗解】

1. 古方传承。

2. 李子。

3. 夏初采收。

4. 归脾胃经。

5. 活血祛瘀。

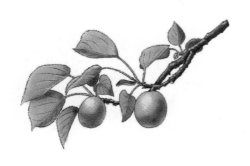

杏

树冠圆形枝褐泽，

叶边锯齿短尖缺。

鲜花开放粉白色，

杏子成熟果肉多。

长在林间山野地，

夏天收采晒干搁。

味酸大热小毒性，

润肺生津止喘咳。

杏

【释名】甜梅。

【气味】（核仁）甘、苦、温、冷、利，有小毒。

【主治】

咳嗽寒热、上气喘急。

喘促浮肿、小便淋沥。

偏风不遂、失音不语。

喉痹痰嗽、喉热生疮。

肺病咯血、血崩。

痔疮下血、耳出脓汁。

【诗解】

1. 古方传承。

2. 甜梅。

3. 夏天收采。

4. 味酸小毒。

5. 润肺生津。

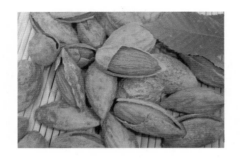

巴旦杏

【释名】 八担杏、忽鹿麻。

【气味】 甘、平、温、无毒。

【主治】

止咳下气、消心腹逆闷。

巴旦杏

乔木直枝平展扬，

簇生叶片齿楔张。

雌雄花蕊粉红色，

桃果成熟核扁长。

长在山坡石砾地，

夏秋收采晒干藏。

小毒味苦归肝胃，

补肺消积能润肠。

【诗解】

1. 古方传承。

2. 八担杏。

3. 夏秋收采。

4. 归肝胃经。

5. 补肺消积。

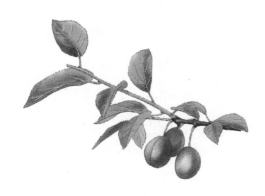

乔木皮灰枝绿莹，

卵形叶片尾尖擎。

雌雄花蕊红白色，

核果如球有背棱。

长在庭园山野地，

暮春摘采晒干成。

性平味涩归肝肺，

泄痢消咳治血崩。

梅

【气味】（生梅、青梅）酸、平、无毒。

（乌梅，即青梅熏黑者）酸、温、平、

涩、无毒。（白梅、盐梅、霜梅）

【主治】

　　　痈疽疮肿、喉痹乳蛾。

　　　泄痢口渴、赤痢腹痛。

　　　大便下血及久痢不止。

　　　小便尿血、血崩。

　　　大便不通、霍乱吐泻。

【诗解】

1. 古方传承。

2. 青梅。

3. 暮春采摘。

4. 归肝肺经。

5. 泄痢消渴。

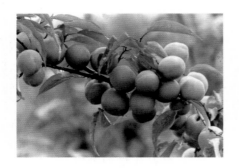

榔梅

桃杏之身梅李容，

卵形叶片绿青葱。

雌雄花蕊红白色，

核果橙黄汁液丰。

长在武当称贡品，

呈祥显瑞致安宁。

甘平酸味无毒性，

止渴清神消酒疯。

榔梅

【释名】榔梅出自均州太和山。是梅的一种。

【气味】（实）甘、酸、平、无毒。

【主治】

生津止渴。

清神下气、消酒。

【诗解】

1. 古方传承。

2. 杏形桃核生在武当。

3. 传说仙果。

4. 甘平味酸。

5. 止渴清神。

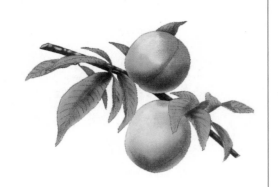

桃

【释名】桃奴、枭景、神桃。

【气味】核仁：苦、甘、平、毒。

【主治】

核仁：

上气咳嗽、胸满气喘。

尸疰鬼疰、崩中漏下。

大便不快、里急后得。

桃

乔木毛桃枝细长，

披针叶片卵形张。

雌雄花蕊粉红色，

核果椭圆表面光。

长在山坡荒野地，

成熟摘采做脯浆。

甘酸温性归经肺，

活血消积能润肠。

【诗解】

1. 古方传承。

2. 桃奴。

3. 成熟摘采。

4. 归肺经。

5. 活血消积。

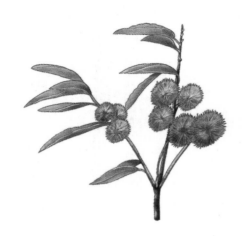

栗

乔木繁枝树冠扬，

互生单叶面革光。

雌雄花蕊淡黄色，

坚果成熟四瓣张。

长在丘陵山谷地，

秋天摘采晒干藏。

平温干涩归脾肺，

补肾滋阴治恶疮。

栗

【气味】（实）咸、温、无毒。

【主治】

　　腰脚无力、小儿干疮。

　　小儿口疮、鼻血不止。

【诗解】

1. 古方传承。

2. 栗子。

3. 秋天摘采。

4. 归脾肺经。

5. 补肾滋阴。

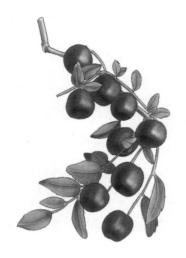

枣

枣

【释名】红枣。

【气味】甘、辛、热、无毒。

【主治】

调和胃气、反胃吐食。

妇女脏燥、大便燥塞。

烦闷不眠、上气咳嗽。

肺疽吐血、耳聋鼻塞。

枣

乔木长枝短刺擎，

卵形叶片共互生。

雌雄花蕊呈黄绿，

核果长圆皮紫红。

长在平原山野地，

秋天收采晒干成。

甘温苦涩归脾胃，

养血安神能补中。

【诗解】

1. 古方传承。

2. 红枣。

3. 秋天收采。

4. 归脾胃经。

5. 养血安神。

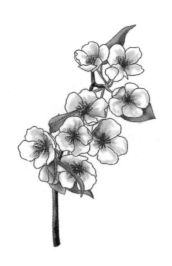

梨

乔木粗枝撑伞篓，

卵形叶片刺拢合。

雌雄花蕊呈白色，

玉乳悬垂甜汁多。

长在阳坡干旱地，

秋天收采晒干搁。

凉甘酸味归肝胃，

清肺疗伤止燥咳。

梨

【释名】快果、果宗、玉乳、蜜父。

【气味】（实）甘、微酸、寒、无毒。

【主治】

消渴、咳嗽。

痰喘气急、赤目弩肉。

反胃、药物不下。

【诗解】

1. 古方传承。

2. 玉乳。

3. 秋天收采。

4. 归甘胃经。

5. 清肺止咳。

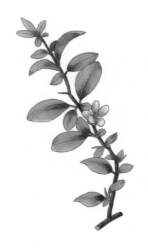

木瓜

【释名】 茂。

【气味】 酸、温、无毒。

【主治】

项强筋急、不可转侧。

脚筋挛痛、霍乱转筋。

肚肾脾三经气虚。

木瓜

灌木丛枝尖刺冲，

稀疏叶片半圆形。

鲜花开放红白色，

梨果如球香气浓。

长在庭园湿润地，

秋天收采晒干成。

味酸性涩归脾肾，

和胃平肝治腹疼。

【诗解】

1. 古方传承。

2. 茂。

3. 秋天收采。

4. 归脾肾经。

5. 和胃平肝。

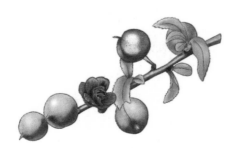

楂子

【释名】木桃、和圆子。

【气味】酸、涩、平、无毒。

【主治】

断痢、去恶心咽酸。

治霍乱转筋。

楂子

灌木枝条短刺伸，

椭圆叶片状披针。

鲜花开放呈黄褐，

梨果芳香红色晕。

长在田园山野地，

秋天摘采晒干芯。

性酸味涩归脾胃，

断痢消咽止恶心。

【诗解】

1. 古方传承。

2. 木桃。

3. 秋天采摘。

4. 归脾胃经。

5. 消咽止恶心。

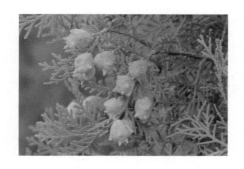

乔木多枝芽小尖，

卵形叶片面全缘。

顶生花瓣红白色，

梨果芳香种子鲜。

长在沙壤肥沃土，

秋天摘采晾阴干。

味甘酸涩无毒性，

下气消食祛热烦。

楹柏

【气味】酸、甘、微温、无毒。

【主治】

     温中、下气、消食。

     止渴、散酒气。

【诗解】

1. 古方传承。

2. 柏树坚果。

3. 秋天摘采。

4. 甘酸涩无毒。

5. 下气消食。

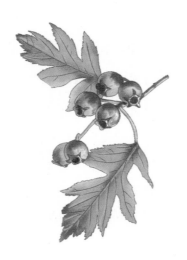

山楂

【释名】 赤瓜子、鼠楂、猴楂、茅楂、羊还球、棠球子、山里果。

【气味】 酸、冷、无毒。

【主治】

食肉不消、偏坠疝气。

老人腰痛及腿痛。

肠风下血、痘疹不快。

山楂

乔木分枝皮暗棕，

互生单叶角三棱。

伞形花冠红白色，

梨果如球呈亮星。

长在溪边山谷地，

秋天摘采晒干成。

甘温酸味归脾胃，

化滞消食治痛经。

【诗解】

1. 古方传承。

2. 山里红。

3. 秋天摘采。

4. 归脾胃经。

5. 化滞消食。

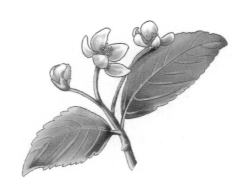

林檎

乔木粗枝紫褐颜，

互生叶片齿边尖。

卵形花瓣粉红色，

梨果如球奈子圆。

长在向阳沙土地，

秋天收采晒干鲜。

甘温酸味归心肺，

下气和中驱冷痰。

林檎

【释名】来禽、文林郎果。

【气味】酸、甘、温、无毒。

【主治】

水痢不止、小儿下痢。

小儿闪癖。

【诗解】

1. 古方传承。

2. 文林郎果。

3. 秋天收采。

4. 归心肺经。

5. 下气和中。

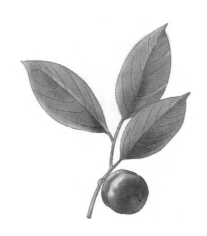

柿

乔木高直树冠张，

卵形叶片面泽光。

四棱花瓣呈白色，

柿果成熟皮褐黄。

长在山坡荒野地，

秋冬收采晒干藏。

甘寒苦涩归经肺，

清热消咳治痔疮。

柿

【释名】烘柿子、白柿子、乌柿子。

【气味】烘柿：甘、寒、涩、无毒。
白柿、柿霜：甘、平、涩、无毒。乌
柿：甘、温、无毒。柿蒂：涩、平。

【主治】

　　烘柿：

　　肠风下血、小便血淋。

　　热淋涩痛、小儿秋痢。

　　反胃吐食、痰嗽带血。

　　耳聋鼻塞、中桐油毒。

【诗解】

1. 古方传承。

2. 烘柿子、白柿子、乌柿子。

3. 秋冬收采。

4. 归肺经。

5. 清热消渴。

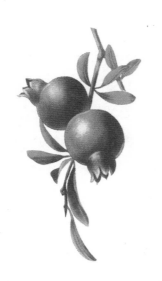

安石榴

乔木青枝绿冠扬，

对生叶片面泽光。

玉葩花瓣红如火，

浆果如球甜汁香。

长在田园山岭地，

中秋摘采保鲜藏。

酸温苦味无毒性，

收敛杀虫能涩肠。

安石榴

【释名】若榴、丹若、金罂。

【气味】甘石榴：苦、酸、温、涩、无毒。酸石榴：酸温、涩、无毒。酸榴皮：酸、温、涩、无毒。

【主治】

甘石榴：

咽喉燥渴、杀虫。

酸石榴：

肠滑久痢、久泻不止。

酸榴皮：

赤白痢下、久痢久泻。

【诗解】

1. 古方传承。

2. 丹若。

3. 中秋摘采。

4. 味酸苦无毒。

5. 收敛杀虫。

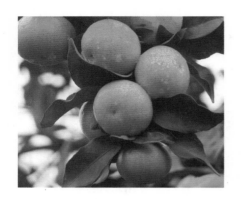

橘

灌木丛枝常绿型，

互生叶片顶端擎。

雌雄花蕊呈白色，

柑果皮薄籽粒橙。

长在平原山野地，

秋冬摘采保鲜容。

甘酸凉性归经肺，

开胃除烦能理中。

橘

【释名】橘子。

【气味】橘实：甘、酸、温、无毒。

黄橘皮：（红皮、陈皮）辛、苦、温、

无毒。青橘皮：苦、辛、温、无毒。

【主治】

橘叶：

消肿散毒。

橘瓤上筋膜（橘络）：

口渴吐酒。

橘核：

腰痛。

小肠疝气及阴核肿痛。

【诗解】

1. 古方传承。

2. 橘子。

3. 秋冬摘采。

4. 归肺经。

5. 开胃除烦。

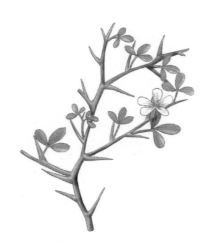

柑

【释名】 木奴。

【气味】 甘、大寒、无毒。

【主治】

利肠胃中热毒。

利小便、治难产。

柑

乔木枝条针刺擎，

互生叶片齿尖明。

小花蕊朵呈白色，

柑果橙黄种子晶。

长在岭南山野地，

秋天摘采晒干成。

甘酸小冷无毒性，

止渴生津利尿通。

【诗解】

1. 古方传承。

2. 木奴。

3. 秋天摘采。

4. 甘酸无毒。

5. 止渴生津。

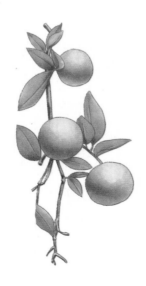

橙

【释名】 金毬、鹄壳。

【气味】 酸、寒、无毒。

【主治】

　　止恶心、去胃中浮风恶气。

橙

乔木青枝棘刺长，

互生叶片卵形张。

椭圆花瓣呈白色，

橙果成熟皮皱囊。

长在向阳山野地，

秋天摘采冷温藏。

性凉酸味归肝肺，

降逆宽胸治痔疮。

【诗解】

1. 古方传承。

2. 金毬。

3. 秋天摘采。

4. 归肝肺经。

5. 降逆宽胸。

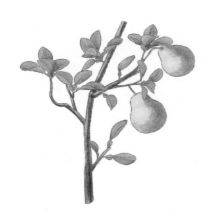

柚

【释名】条、壶柑、自橙、朱栾。

【气味】酸、寒、无毒。

【主治】

消食、解酒毒。

去肠胃中恶气。

柚

乔木胡柑枝绿颜，

卵形叶片顶端尖。

花蕾绽放紫红色，

柚子成熟皮皱囊。

长在丘陵山野地，

秋冬摘采保新鲜。

甘酸寒性归经胃，

醒酒消食能化痰。

【诗解】

1. 古方传承。

2. 壶柚。

3. 秋冬摘采。

4. 归胃经。

5. 醒酒消食。

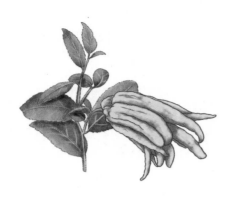

枸橼

【释名】 香橼、佛手柑。

【气味】（皮瓢）辛、酸、无毒。

【主治】

　　痰气咳嗽、治心下气痛。

枸橼

常绿香橼刺硬坚，

圆形叶片齿边缘。

新花大朵色泽紫，

佛手甘甜汁液鲜。

长在南国山野地，

秋天收采晾阴干。

辛温酸苦归肝肺，

理气宽中能化痰。

【诗解】

1. 古方传承。

2. 佛手柑。

3. 秋天收采。

4. 归肝肺经。

5. 理气宽中。

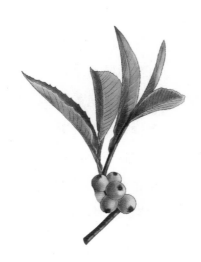

枇杷

乔木高枝绿荫遮，

披针叶片面光泽。

卵形花瓣呈白色，

梨果橙黄核数颗。

长在村边山野地，

成熟收采保鲜搁。

甘酸凉性归脾肺，

下气消惊止喘咳。

枇杷

【气味】实：甘、酸、平、无毒。

叶：苦、平、无毒。

【主治】

    实：

    止渴下气、利肺气。

    叶：

    肺热咳嗽、反胃呕哕。

    鼻血不止、酒赤鼻。

【诗解】

1. 古方传承。

2. 枇杷叶果实。

3. 成熟收采。

4. 归脾肺经。

5. 消惊止渴。

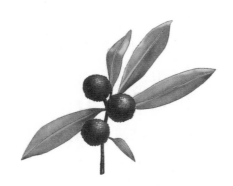

杨梅

【释名】求。

【气味】（实）酸、甘、温、无毒。

【主治】

　　下痢不止、头痛不止。

　　一切损伤止血生肌。

　　恶疮疥癣、牙痛。

杨梅

常绿朱红树冠扬，

互生单叶面泽光。

雌雄花蕊呈黄色，

核果如球披蜜囊。

长在丘陵山谷地，

全年可采晒干藏。

甘温酸苦归脾肺，

和胃消食治损伤。

【诗解】

1. 古方传承。

2. 杨梅皮果实。

3. 全年可采。

4. 归脾肺经。

5. 和胃消食。

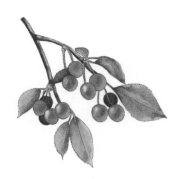

樱桃

【释名】 莺桃、含桃、荆桃。

【气味】 甘、热、涩、无毒。

【主治】

　　调中、益脾、止痢。

樱桃

乔木丛枝树冠青，

互生叶片卵圆形。

鲜花开放呈白色，

核果晶莹半透明。

长在庭园农圃地，

春天收采保鲜成。

性温甘涩归脾胃，

补肾调中治腿疼。

【诗解】

1. 古方传承。

2. 莺桃。

3. 春天收采。

4. 归脾胃经。

5. 补肾调中。

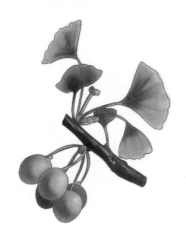

银杏

乔木高直绿荫泽，

扁形叶片柄长托。

雌雄花蕊呈黄色，

核果椭圆蜡质壳。

长在向阳酸性土，

秋天收采晒干搁。

甘平苦涩归经肺，

益肾滋阴止喘咳。

银杏

【释名】白果、鸭脚子。

【气味】（核仁）甘、苦、平、涩、无毒。

【主治】

寒嗽痰喘、哮喘痰嗽。

咳嗽失声、小便频数。

小便白浊、赤白带下。

肠风下血、虫牙。

手足皲裂、头面癣疮。

【诗解】

1. 古方传承。

2. 白果。

3. 秋天收采。

4. 归肺经。

5. 益肾止咳。

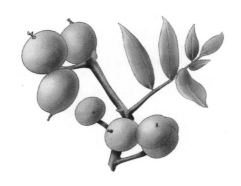

胡桃

【释名】羌桃、核桃。

【气味】（核仁）甘、平、温、无毒。

【主治】

　　肾亏溢精、小便频数。

　　赤痢不止、血崩不止。

　　小肠气痛、一切痈肿。

　　小儿头疮、火烧成疮。

胡桃

乔木胡桃树冠扬，

顶生小叶羽形张。

雌雄花蕊呈黄色，

核果如球皮皱囊。

长在向阳山岭地，

秋天摘采晒干藏。

甘平微涩归经肺，

补肾调经能润肠。

【诗解】

1. 古方传承。

2. 核桃。

3. 秋天摘采。

4. 归肺经。

5. 补肾润肠。

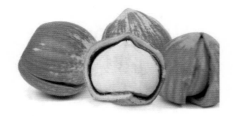

榛子

【气味】 （仁）甘、平、无毒。

【主治】

    益气力、实肠胃。

榛子

乔木枝条灰褐泽，

卵形叶片齿边缺。

雄花鲜艳呈黄色，

坚果如球披硬壳。

长在山林荒野地，

秋天收采晒干搁。

性平甘味归脾胃，

润肺调中能止渴。

【诗解】

1. 古方传承。

2. 榛子果实。

3. 秋天收采。

4. 归脾胃经。

5. 润肺止渴。

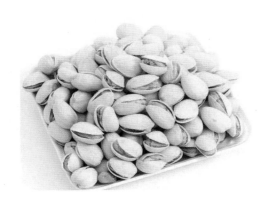

阿月浑子

乔木粗枝皮孔张，

互生叶片面泽光。

密集花朵橙红粉，

大果长圆皮绿黄。

长在新疆山谷地，

秋天摘采晒干藏。

辛温味涩无毒性，

益肾调中治外伤。

阿月浑子

【释名】胡榛子、无名子。

【气味】（仁）辛、温、涩、无毒。

【主治】

　　腰冷、肾虚萎弱。

　　止痢、阴囊湿痒。

【诗解】

1. 古方传承。

2. 胡榛子。

3. 秋天摘采。

4. 味涩无毒。

5. 益肾调中。

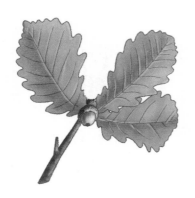

橡实

【释名】橡斗、皂斗、栎、柞子、茅、栩。

【气味】实：苦、微温、无毒。斗壳：涩、温、无毒。木皮：苦、平、无毒。

【主治】

实：

下痢、血痢。

下痢脱肛、石痈。

斗壳：

止肠风、崩中带下、冷热泻痢。

木皮、根皮：

止水痢、消瘰沥。

橡实

树干灰黑柞子棵，

互生叶片面光泽。

雌雄花蕊呈白色，

坚果椭圆包外壳。

长在山林荒野地，

冬天收采晒干搁。

性温苦涩归脾肾，

收敛消炎能固脱。

【诗解】

1. 古方传承。

2. 柞子。

3. 冬天收采。

4. 归脾肾经。

5. 收敛消炎。

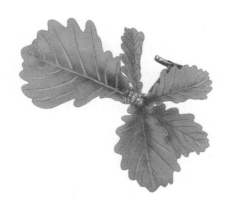

槲实

乔木粗枝树干长，

互生叶片面革光。

雌雄花蕊呈红色，

坚果无毛宽卵张。

长在阳坡山野地，

冬天收采晒干藏。

性平苦味归经胃，

止泻祛湿能涩肠。

槲实

【释名】槲、朴、大叶栎、栎子。

【气味】仁：苦、涩、平、无毒。

橡槲若：甘、苦、平、无毒。槲木皮：

苦、涩、无毒。

【主治】

　　槲若：

　　突然吐血、肠风血痔。

　　冷泄、阴茎痛。

　　孩子淋疾、腋下狐臭。

　　槲木皮：

　　久痢、久疮。

【诗解】

1. 古方传承。

2. 大叶栎。

3. 冬天收采。

4. 归胃经。

5. 止泻除湿。

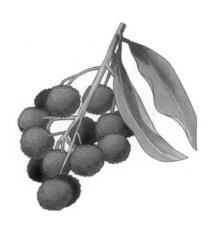

荔枝

乔木多枝树冠扬，

互生复叶亮革光。

小花无瓣黄白色，

核果晶莹品种良。

长在田圆肥沃土，

夏秋收采晒干藏。

甘温酸味无毒性，

补肺宁心能壮阳。

荔枝

【释名】离枝、丹荔。

【气味】实：甘、平、无毒。核：甘、温、涩、无毒。

【主治】

　　实：

　　痘疮不发、风牙疼痛。

　　核：

　　脾痛、疝气。

　　睾热丸肿痛。

【诗解】

1. 古方传承。

2. 丹荔。

3. 夏秋收采。

4. 甘酸无毒。

5. 补肺壮阳。

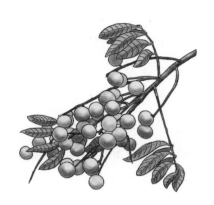

龙眼

乔木粗枝树冠扬，

互生叶片面泽光。

卵形花瓣乳白色，

核果如球皮褐黄。

长在南国肥沃土，

夏秋收采晒干藏。

性平甘味归脾胃，

养血安神能壮阳。

龙眼

【释名】龙目、圆眼、益智、亚荔枝、荔枝奴、骊珠、燕卵、蜜脾、鲛泪、川弹子。

【气味】（实）甘、平、无毒。

【主治】

　　思虑过度、劳伤心脾。

　　健忘怔忡、虚烦不眠。

【诗解】

1. 古方传承。

2. 龙目。

3. 夏秋收采。

4. 归脾胃经。

5. 安神壮阳。

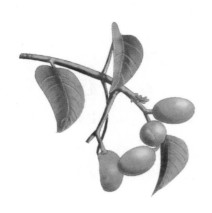

橄榄

【释名】青果、忠果、谏果。

【气味】实：酸、甘、温、无毒。
榄仁：甘、平、无毒。核：甘、涩、
温、无毒。

【主治】

　　实：

　　中河豚毒、唇裂生疮。

　　核：

　　肠风下血、耳足冻疮。

橄榄

乔木青枝泽绿莹，

互生复叶矩圆形。

芳香花瓣呈白色，

核果如梭皮褐棕。

长在林间山野地，

秋天收采晒干成。

性寒味涩归脾肺，

开胃平肝能固精。

【诗解】

1. 古方传承。

2. 青果。

3. 秋天收采。

4. 归脾肺经。

5. 平肝固精。

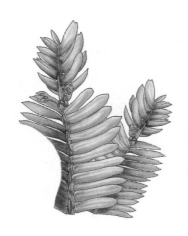

榧实

乔木高枝皮淡黄，

条形叶片面泽光。

雌雄花蕊成双对，

种子椭圆倒卵长。

长在林间荒野地，

秋天收采晒干藏。

味甘平涩入肠胃，

润燥杀虫治痔疮。

榧实

【**释名**】赤果、玉榧、玉山果。

【**气味**】甘、平、涩、无毒。

【**主治**】

　　　　杀体内寄生虫。

　　　　令发不落、突然吐血。

【**诗解**】

1. 古方传承。

2. 赤果。

3. 秋天收采。

4. 归肠胃经。

5. 润燥杀虫。

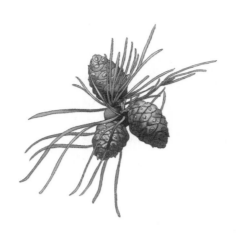

海松子

乔木青葱树冠扬，
簇生针叶硬直刚。
松花长穗红黄色，
球果开启鳞盾张。
长在混交林地里，
秋天收采晒干藏。
气平甘味归肝肺，
养液息风能润肠。

海松子

【释名】新罗松子。

【气味】（仁）甘、小温、无毒。

【主治】

　　肺燥咳嗽、大便虚秘。

　　小儿寒嗽、或作喘。

【诗解】

1. 古方传承。

2. 新罗松子。

3. 秋天收采。

4. 归肝肺经。

5. 息风润肠。

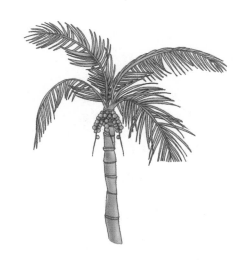

槟榔

乔木槟榔枝干扬，

顶生复叶羽开张。

同株花瓣形如卵，

坚果成熟红色光。

长在南国山野地，

冬春收采晒干藏。

辛温味苦归肠胃，

行水杀虫治敷疮。

槟榔

【**释名**】宾门、仁频、洗瘴丹。

【**气味**】苦、辛、温、涩、无毒。

【**主治**】

　　　　痰涎为害、口吐酸水。

　　　　伤寒胸闷、心气痛。

　　　　腰痛、脚气。

　　　　大小便秘、小便洒痛。

　　　　肠寄生虫、口吻生疮。

【**诗解**】

1. 古方传承。

2. 宾门。

3. 冬春收采。

4. 归肠胃经。

5. 行水杀虫。

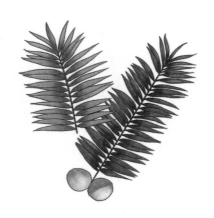

椰子

乔木高擎粗茎刚，

顶伸叶片质革光。

腋生花瓣形如卵，

坚果球棱液满腔。

长在南国沿海岸，

成熟摘采取壳浆。

性温甘味归肝肾，

利尿杀虫能止痒。

椰子

【释名】越王头、胥余。

【气味】椰子瓤：甘、平、无毒。

椰子浆：甘、温、无毒。

【主治】

椰子瓤：

益气、治风。

椰子浆：

止消渴、去风热。

治吐血水肿。

【诗解】

1. 古方传承。

2. 越王头。

3. 成熟摘采。

4. 归肝肾经。

5. 利尿杀虫。

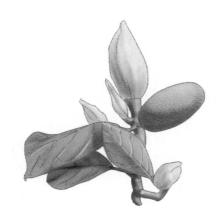

波罗蜜

【释名】曩伽结。

【气味】（瓤）甘、香、微酸、平、
无毒。

【主治】

止渴解烦、醒酒益气。

波罗蜜

乔木高枝全绿颜，

卵形叶片钝尖端。

六棱花朵呈黄色，

瘦果成熟臻玉盘。

长在南国湿热带，

夏秋收采用干鲜。

微酸甘味无毒性，

益气生津能解烦。

【诗解】

1. 古方传承。

2. 曩伽结。

3. 夏秋收采。

4. 干酸无毒。

5. 益气生津。

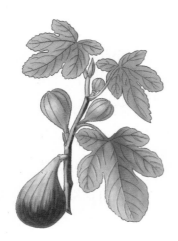

无花果

乔木分枝面褐颜，

互生叶片厚膜宽。

隐头花序藏托内，

榕果形梨呈紫斑。

长在向阳肥沃土，

秋天收采晒干鲜。

性凉甘涩归肠胃，

清热消食能化痰。

无花果

【释名】映日果、优昙钵、阿驵。

【气味】（实）甘、平、无毒。

【主治】

开胃、止泄痢。

治五痔、咽喉痛。

【诗解】

1. 古方传承。

2. 映日果。

3. 秋天收采。

4. 归肠胃经。

5. 消食化痰。

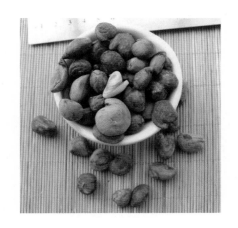

马槟榔

【释名】 马金囊、马金南、紫槟榔。

【气味】 （核仁）苦、甘、寒、无毒。

【主治】

　　难产、断产、恶疮肿毒。

马槟榔

灌木高擎枝干扬，

互生叶片卵形张。

圆锥花序呈黄色，

种子成熟黑褐光。

长在密林沟谷地，

秋天收采晒干藏。

性寒味苦归脾肺，

清热消毒治恶疮。

【诗解】

1. 古方传承。

2. 紫槟榔。

3. 秋天收采。

4. 归脾肺经。

5. 清热消毒。

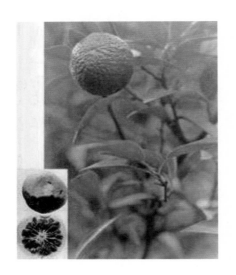

枳

树冠圆头乔木棵，

狭长翼叶刺尖削。

匙形花瓣呈白色，

枳果成熟黏液多。

长在向阳湿润地，

夏天收采晒干搁。

辛酸味苦归脾胃，

理气宽中能镇咳。

枳

【释名】蜜止矩、蜜屈律、木蜜、
木饧、木珊瑚、鸡距子、鸡爪子。
木名白石木、交加枝。

【气味】（实）甘、平、无毒。

【主治】

止渴除烦、润五脏。

利大小便、止呕逆境。

解酒毒、辟虫毒。

【诗解】

1. 古方传承。

2. 木蜜。

3. 夏天收采。

4. 归脾胃经。

5. 理气镇咳。

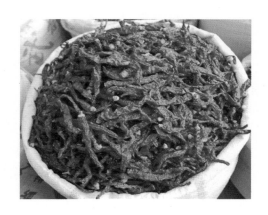

秦椒

乔木秦椒老刺生，

小枝复叶卵圆形。

雌雄花蕊呈红色，

球果皮棕半透明。

长在平原川谷地，

秋天收采晒干成。

温辛味苦归脾胃，

止痛杀虫治闭经。

秦椒

【释名】大椒、椒（按椒红即椒的果壳）。

【气味】（椒红）辛、温、有毒。

【主治】

饮少尿多、手足心肿。

久患口疮、牙齿风痛。

【诗解】

1. 古方传承。

2. 大椒。

3. 秋天收采。

4. 归脾胃经。

5. 止痛杀虫。

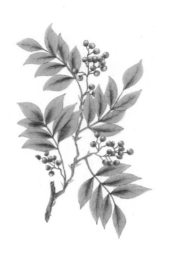

蜀椒

【释名】巴椒、汉椒、川椒、南椒、点椒。

【气味】椒红：辛、温、有毒。椒目：苦、寒、无毒。

【主治】

椒目：

水气肿满、崩中带上。

眼生黑花、年久不治。

椒红：

元气伤损、目暗耳聋。

腹内虚冷、寒湿脚气。

疮肿作痛、手足皲痛。

蜀椒

乔木疏枝皮刺呈，

互生叶片卵圆形。

雌雄花蕊黄白色，

种子泽光果紫红。

长在山坡邻灌木，

秋天收采晒干成。

辛温大热归脾肾，

消肿沉寒能养中。

【诗解】

1. 古方传承。

2. 巴椒。

3. 秋天收采。

4. 归脾肾经。

5. 消肿沈寒。

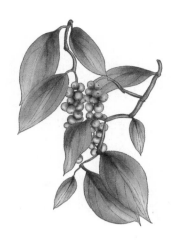

胡椒

藤本攀援须倒悬，

互生叶片厚革边。

雌雄花穗伸长梗，

浆果球形红色颜。

长在南国山岭地，

春秋收采晒鲜干。

味辛性热归肠胃，

下气温中能化痰。

胡椒

【释名】昧履支。

【气味】（实）辛、大温、无毒。

【主治】

　　心腹冷痛、反胃吐食。

　　赤白痢、大小便闭。

　　惊风、眼珠内钓。

　　伤寒咳逆、日夜不止。

　　风虫牙痛、妇女血崩。

　　沙淋、石淋。

【诗解】

1. 古方传承。

2. 昧履支。

3. 春秋收采。

4. 归肠胃经。

5. 下气温中。

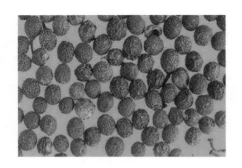

毕澄茄

【释名】毗陵茄子。

【气味】（实）辛、温、无毒。

【主治】

> 脾胃虚弱。
>
> 伤寒咳逆，呃噫日夜不定。
>
> 反胃、吐黑汁。

毕澄茄

藤本盘援枝茎长，

互生叶片卵形张。

雌雄花穗呈白色，

核果如球黑褐光。

长在南洋临半岛，

秋天收采晒干藏。

辛温味苦归脾肾，

健胃消食能壮阳。

【诗解】

1. 古方传承。

2. 毗陵茄子。

3. 秋天收采。

4. 归脾肾经。

5. 消食壮阳。

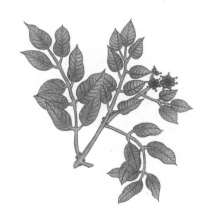

吴茱萸

灌木青葱立树桩，
对生复叶卵圆张。
雌雄花蕊黄白色，
蒴果如球黑紫光。
长在疏林山野地，
秋天收采晒干藏。
小毒辛苦归肝胃，
止痛温中治口疮。

吴茱萸

【释名】优辣子。

【气味】辛、温、有小毒。

【主治】

中风、全身发痒。

呕吐、胸满、头痛。

心腹冷痛、小肠疝气。

妇女阴寒、久不受孕。

胃气虚冷、口吐酸水。

转筋入腹、赤白痢。

【诗解】

1. 古方传承。

2. 优辣子。

3. 秋天收采。

4. 归肝胃经。

5. 止痛温中。

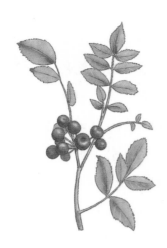

盐麸子

【释名】 五倍、盐肤子、盐梅子、盐坯子、木盐、天盐、叛奴盐、酸桶。

【气味】（籽）酸、咸、微寒、无毒。

【主治】

生津、降火、化痰。

润肺、滋肾。

消毒、止痢、收汗。

治风湿眼病。

盐麸子

乔木高枝棕褐颜，

互生复叶齿尖端。

卵形花瓣黄白色，

核果如球略扁圆。

长在疏林邻灌木，

秋天收采用干鲜。

微寒酸味无毒性，

滋肾消毒能化痰。

【诗解】

1. 古方传承。

2. 盐梅子。

3. 秋天收采。

4. 味酸无毒。

5. 滋肾化痰。

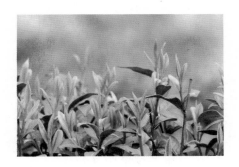

茗

【气味】（叶）苦、甘、微寒、无毒。

【主治】

> 大便下血、里急后重。
>
> 产后便秘、腰痛难转。
>
> 阴囊生疮、脚丫湿烂。
>
> �尿疮、痰湍咳嗽。

茗

> 灌木常青枝嫩颜，
>
> 互生叶片绿光渲。
>
> 芳香花朵呈白色，
>
> 蒴果如球形扁圆。
>
> 长在南国山野地，
>
> 春秋摘采炒茶鲜。
>
> 微寒甘苦入心肺，
>
> 降火消食能化痰。

【诗解】

1. 古方传承。

2. 茶。

3. 春秋摘采。

4. 归心肺经。

5. 降火消食。

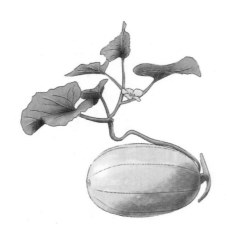

甜瓜

【释名】 甘瓜、果瓜。

【气味】 瓜瓤：基、寒滑、有小毒。

瓜子仁：甘寒、无毒。瓜蒂：苦、寒、
有毒。

【主治】

瓜瓤：

止渴、除烦热、利小便。

瓜子仁：

口臭、腰腿疼痛。

瓜蒂：

刀黄喘急、心上坚硬、口渴。

扁身如金。

甜瓜

长茎攀援毛刺尖，

互生叶片肾形圆。

雌雄花冠呈黄色，

瓠果芳香瓜梗牵。

栽在田原肥沃土，

夏天摘采用新鲜。

性寒甘味归心胃，

清热祛湿解燥烦。

【诗解】

1. 古方传承。

2. 甘瓜。

3. 夏天摘采。

4. 归心胃经。

5. 清热祛湿。

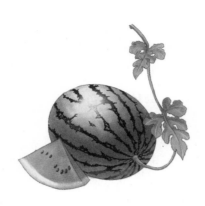

西瓜

草本一年茎蔓长，

互生叶片两侧张。

雌雄花朵呈黄色，

瓠果圆形绿面光。

长在田园肥沃地，

夏天收采用沙囊。

性凉甘味入心肺，

清热除烦治口疮。

西瓜

【释名】寒瓜。

【气味】（皮）甘、凉、无毒。

【主治】

　　口舌生疮、闪挫腰痛。

【诗解】

1. 古方传承。

2. 寒瓜。

3. 夏天收采。

4. 归心肺经。

5. 清热除烦。

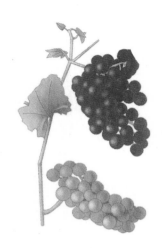

葡萄

藤本分枝茎卷须，
互生叶片齿边粗。
异株花蕊色黄绿，
浆果形圆亮紫珠。
长在平原山岭地，
秋天收采待成熟。
性平甘涩入脾肾，
补气强筋能解毒。

葡萄

【**释名**】蒲桃、草龙珠。

【**气味**】甘、平、涩、无毒。

【**主治**】

热淋涩痛、胎上冲心。

水肿。

【**诗解**】

1. 古方传承。

2. 草龙珠。

3. 秋天收采。

4. 归脾肾经。

5. 补气强筋。

医圣千秋 草本神韵

周宏兴恭题

张永臣 著

华龄出版社
HUALING PRESS

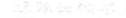

目 录

鳞部

介部

禽

果部

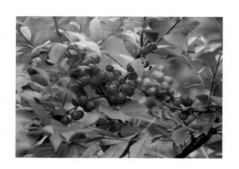

婴奥

藤本枝条粗壮缠，

互生叶片裂边缘。

雌雄花蕊呈黄绿，

浆果如球色紫蓝。

长在林间山野地，

夏秋收采用干鲜。

性平甘味归经肺，

消肿祛风悦面颜。

婴奥

【释名】燕奥、婴舌、山葡萄、野葡萄。藤名木龙。

【气味】（藤、根）甘、平、无毒。

【主治】

目中障翳、热淋。

一切肿毒。

【诗解】

1. 古方传承。

2. 山葡萄。

3. 秋天收采。

4. 归脾肾经。

5. 补气强筋。

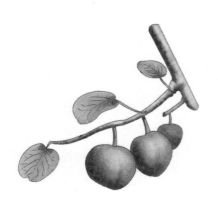

藤本分枝红褐颜，

互生叶片卵形圆。

芳香花朵橙黄色，

浆果如球毛细尖。

长在平原山岭地，

秋天收采用干鲜。

甘寒苦涩归脾肾，

清热消咳解渴烦。

狝猴桃

【释名】名狝猴梨、藤梨、阳桃、木子。

【气味】（实）酸、甘、寒、无毒。

【主治】

　　止渴、解烦热。

　　下淋石、调中下气。

【诗解】

1. 古方传承。

2. 阳桃。

3. 秋天收采。

4. 归脾肾经。

5. 清热消渴。

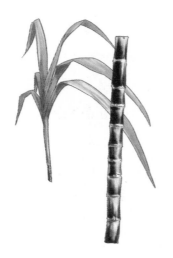

甘蔗

草本多年红绿颜，

扁平叶片厚肪边。

大型花序呈白色，

小穗无毛有柄连。

长在南国温热带，

秋天收采保新鲜。

性平甘涩归经肺，

消热和中能化痰。

甘蔗

【释名】竿蔗、遮。

【气味】（蔗）甘、平、涩、无毒。

【主治】

　　发热口干、小便赤涩。

　　反胃吐食、干呕不息。

　　虚热咳嗽、口干涕唾。

【诗解】

1. 古方传承。

2. 竿蔗。

3. 秋天收采。

4. 归肺经。

5. 消热化痰。

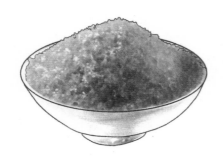

沙糖

草本多年杆绿红，

扁平叶片厚肪宁。

大型花序呈白色，

小穗无毛长线形。

长在南国荒土地，

秋天榨汁炼结晶。

性温甘热入肝肺，

活血和瘀能补中。

沙糖

【气味】甘、寒、无毒。

【主治】

　　　下痢禁口、痘不落痂。

　　　腹中紧张、上气喘嗽。

【诗解】

1. 古方传承。

2. 红糖。

3. 秋天榨汁。

4. 归甘肺经。

5. 活血补中。

石蜜

曝晒沙糖块饼成，

西来石蜜质轻盈。

水和牛乳黄白色，

更第三煎固体明。

出产益州西域地，

甘蔗榨汁炼结晶。

气平甘味归经肺，

益气强身能补中。

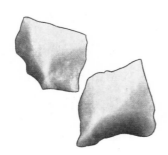

石蜜

【释名】 白沙糖（即白糖）。

【气味】 甘、寒、冷利、无毒。

【主治】

润心肺燥热、治咳消痰。

解酒和中、助脾气。

【诗解】

1. 古方传承。

2. 白沙糖。

3. 蔗糖结晶。

4. 归肺经。

5. 益气强身。

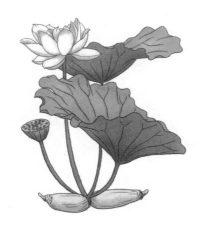

莲藕

草本多年根茎连，
圆形叶片柄粗坚。
芳香花朵粉白色，
蓬果成熟黑褐颜。
长在水田湖沼地，
秋冬挖采保新鲜。
性寒甘味归心肺，
凉血消痰解渴烦。

莲藕

【释名】莲实：藕实、石莲子。莲
薏即莲子青心。莲花：芙蓉、芙蕖。

【气味】苦、平、寒、无毒。

【主治】

清心通肾、益血止血。

小便频数、白浊溃精。

久痢禁口、脾泄肠滑。

【诗解】

1. 古方传承。

2. 石莲子。

3. 秋冬挖采。

4. 归心肺经。

5. 凉血消痰。

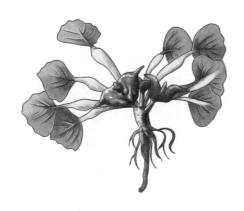

芰实

【释名】水栗、沙角（即通称的菱角）。

【气味】甘、平、无毒。

【主治】

　　　解暑、解伤寒积热。

　　　止消渴、解酒毒。

芰实

草本一年根茎连，

菱形叶片绿边缘。

胚珠花朵如鸡冠，

种子一颗藏果间。

长在池塘深水处，

秋天收采晒干鲜。

性平苦涩入肠胃，

解暑祛湿止渴烦。

【诗解】

1. 古方传承。

2. 水栗。

3. 秋天收采。

4. 归长胃经。

5. 解暑祛温。

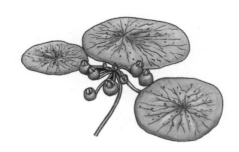

芡实

草本一年根茎擎，

叶出水面有毛绒。

轮排花冠色泽紫，

浆果如球皮刺生。

长在湖泊深水处，

秋冬收采晒干成。

性平甘涩归脾肾，

止泻祛湿能固精。

芡实

【**释名**】鸡头、雁喙、雁头、鸿头、鸡雍、卯、子、水流黄。

【**气味**】甘、平、涩、无毒。

【**主治**】

　　　　小便频数及遗精、白浊。

【**诗解**】

1. 古方传承。

2. 鸡头。

3. 秋冬收采。

4. 归脾肾经。

5. 祛湿固精。

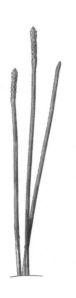

乌芋

多秆丛生根茎扬，

紫红叶鞘口斜长。

顶出小穗色泽绿，

坚果成熟表面光。

栽在大田湿润地，

秋天收采保鲜藏。

微寒味苦无毒性，

益气温中消疸黄。

乌芋

【释名】凫茈、凫茨、荸荠、黑三棱、芍、地栗。

【气味】（根）甘、微寒、滑、无毒。

【主治】

大便下血、赤白痢。

妇女血崩、小儿口疮。

【诗解】

1. 古方传承。

2. 凫茈。

3. 秋天收采。

4. 味苦无毒。

5. 益气温中。

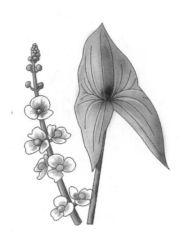

慈姑

草本多年横茎长，
箭头叶子柄高扬。
顶生花蕊黄白色，
瘦果如球种褐光。
长在阴湿山谷地，
夏秋收采晒干藏。
甘平味淡无毒性，
清热消炎厚胃肠。

慈姑

【释名】藉姑、水萍、河凫茈、白地栗。苗名剪刀草、箭搭草。

【气味】（根）苦、甘、微寒、无毒。

【主治】

产后血闷、胞衣不下。

【诗解】

1. 古方传承。

2. 水萍。

3. 夏秋收采。

4. 味甘无毒。

5. 清热消炎。

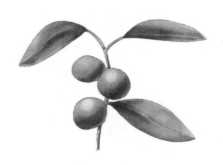

金橘

【释名】 金柑、卢橘、夏橘、山橘、给客橙。

【气味】 甘、酸、温、无毒。

【主治】

　　下气快膈、止渴解醒。

　　辟臭、皮尤佳。

金橘

乔木高枝常绿颜，

互生叶片炬形圆。

狭长花瓣呈白色，

柑果如球汁味酸。

长在南国肥沃土，

秋冬收采保新鲜。

辛甘温性归经肺，

理气消食能化痰。

【诗解】

1. 古方传承。

2. 金柑。

3. 秋冬收采。

4. 归肺经。

5. 理气消食。

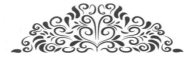

木
部

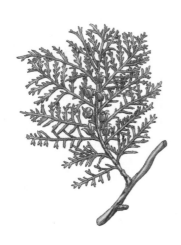

柏

柏树常青枝扁平，

对生叶片亮晶莹。

雌雄花蕊呈黄色，

种子圆形有脊棱。

长在山坡荒野地，

夏秋收采晾干成。

性寒苦涩归肝肺，

凉血祛痰乌发灵。

柏

【释名】侧柏。

【气味】柏实：甘、平、无毒。柏叶：苦、微温、无毒。

【主治】

柏实：

平肝润肾、老人便秘。

小儿惊明腹满、大便青白色。

柏叶：

中风、霍乱转筋。

吐血、鼻血不止。

【诗解】

1. 古方传承。

2. 侧柏。

3. 夏秋收采。

4. 归肝肺经。

5. 凉血乌发。

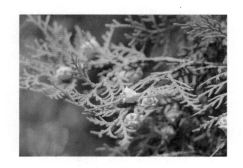

柏子

乔木青枝斜面张，

鳞形叶片卵菱方。

顶端花朵呈黄色，

球果成熟种子长。

长在山坡肥沃地，

秋冬收采晒干藏。

性平甘味归心肾，

止汗安神能润肠。

柏子

【释名】侧柏。

【气味】柏实：甘、平、无毒。柏叶：苦、微温、无毒。

【主治】

　　柏实：

　　平肝润肾、老人便秘。

　　小儿惊明腹满、大便青白色。

　　柏叶：

　　中风、霍乱转筋。

　　吐血、鼻血不止。

【诗解】

1. 古方传承。

2. 柏树子。

3. 秋冬收采。

4. 归心肾经。

5. 止汗安神。

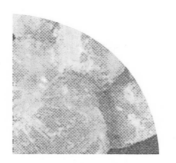

松脂

乔木红皮枝淡黄，

叶针一束细尖长。

球花穗状紫红色，

种子形圆小翅张。

长在平原山海岸，

夏天割采晒干藏。

辛温甘苦入脾肺，

止痛祛风治恶疮。

松脂

【释名】松膏、松肪、松胶、松香、
沥青。

【气味】苦、甘、温、无毒。

【主治】

关节酸疼、肝虚目泪。

妇女白带、风虫牙痛。

龋齿有孔、久聋不听。

一切肿毒、疥癣湿疮。

【诗解】

1. 古方传承。

2. 松香。

3. 夏天收采。

4. 归心肺经。

5. 通络祛风。

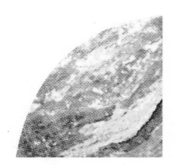

松节

【释名】松膏、松肪、松胶、松香、沥青。

【气味】苦、温、无毒。

【主治】

关节风痛、转筋挛急。

风热牙痛、反胃吐食。

松节

乔木粗枝树褐皮，

细长针叶粉层披。

雌雄花蕊淡黄绿，

球果鳞脐油汁滴。

长在低山沿海地，

采伐收取晒干宜。

无毒甘苦入心肺，

通络祛风去燥湿。

【诗解】

1. 古方传承。

2. 松枝干节结。

3. 全年收采。

4. 归心肺经。

5. 通络祛湿。

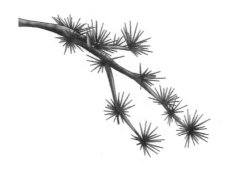

松叶

【释名】松膏、松肪、松胶、松香、
沥青。

【气味】苦、温、无毒。

【主治】

　　预防瘟疫、中风口邪。

　　关节风痛、脚气风疮。

　　风牙肿痛、大风恶疮。

松叶

老树冬芽皮面苍，

针形叶束细而长。

雌雄花蕊呈黄色，

球果成熟开口张。

长在山坡林荫地，

全年可采晒干藏。

暖温味苦无毒性，

祛燥杀虫治冻疮。

【诗解】

1. 古方传承。

2. 各种松针。

3. 全年可采。

4. 味苦无毒。

5. 祛燥杀虫。

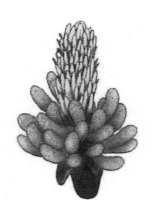

松花

乔木松枝皮褐黄，

针形叶束细纤长。

雌雄花蕊呈红色，

球果成熟小翅张。

长在平原山海岸，

春天收采晾干藏。

性温甘味归肝胃，

益气祛风治创伤。

松花

【释名】松膏、松肪、松胶、松香、沥青。

【气味】甘、温、无毒。

【主治】

润心肺、益气。

除风、止血。

【诗解】

1. 古方传承。

2. 松黄。

3. 春天收采。

4. 归经肝胃。

5. 益气祛风。

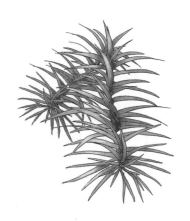

杉

乔木青枝树冠荣，

披针叶片面光莹。

簇生花蕊色泽绿，

球果形圆子扁平。

长在水边肥沃土，

一年可采晒干成。

微温辛苦归脾胃，

辟秽祛湿治肺痈。

杉

【释名】杉、沙木。

【气味】（杉材）辛、微温、无毒。

【主治】

脚气肿满、臁疮黑烂。

肺胸痰滞、小儿阴肿。

【诗解】

1. 古方传承。

2. 沙木。

3. 全年可采。

4. 归脾胃经。

5. 辟秽祛风。

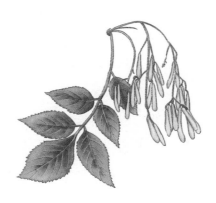

秦皮

枝干平滑皮褐泽，

对生复叶卵形楔。

顶端花蕊呈白色，

翅果披针尖窄斜。

长在山坡河谷岸，

春秋剥取晒干搁。

性寒苦涩入肝胆，

明目祛湿平喘咳。

秦皮

【释名】石檀、盆桂、苦树、苦枥。

【气味】（皮）苦、微寒、无毒。

【主治】

　　赤眼生翳、眼睛突然肿痛。

　　眼长挑针、血痢多年。

【诗解】

1. 古方传承。

2. 苦枥。

3. 春秋剥取。

4. 归肝胆经。

5. 明目祛湿。

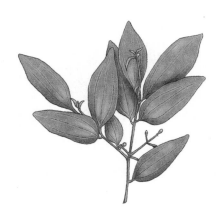

桂

【释名】筒桂、小桂。

【气味】（皮）辛、温、无毒。

【主治】

养精神、和颜色。

桂

乔木植株常绿鲜，

互生叶片面长圆。

小花蕊朵呈黄色，

浆果成熟种紫颜。

长在南方临热带，

宜于春夏采枝干。

辛甘温性归心肺，

发汗通经治血寒。

【诗解】

1. 古方传承。

2. 筒桂。

3. 春夏收采。

4. 归心肺经。

5. 发汗通经。

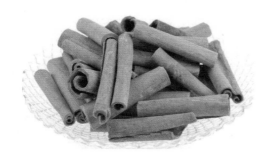

筒桂

【释名】 筒桂、小桂。

【气味】 （皮）辛、温、无毒。

【主治】

养精神、和颜色。

筒桂

桂木芳香枝干扬，

互生叶片面泽光。

小花蕊朵呈黄色，

浆果椭圆种子长。

长在沙丘山野地，

秋天剥取晒干藏。

味辛甘热归脾肾，

引火归源能助阳。

【诗解】

1. 古方传承。

2. 小桂。

3. 秋天剥取。

4. 归经脾肾。

5. 引火助阳。

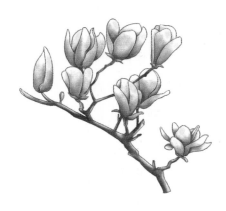

木兰

乔木灰皮枝茂荣，

披针倒卵叶互生。

芳香花蕊紫红色，

裂果球形子扁平。

长在山林荒野地，

冬天割采晾干成。

性寒味苦归脾肾，

消肿清痰利尿通。

木兰

【释名】杜兰、林兰、木莲、黄心。

【气味】（皮）苦、寒、无毒。

【主治】

赤疱酒、痈疽水肿。

治酒疸、利小便、疗重舌。

【诗解】

1. 古方传承。

2. 杜兰。

3. 冬天割采。

4. 归脾肾经。

5. 消肿利尿。

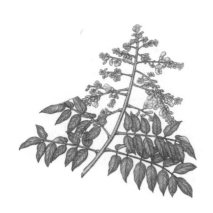

槐

槐树皮灰枝绿葱，

互出复叶卵圆容。

顶生花冠黄白色，

荚果如珠籽寓中。

长在庭园山岭地，

夏天收采晒干成。

性寒味苦入肠肺，

凉血清肝防中风。

槐

【释名】国槐。

【气味】槐实（按：亦称槐角）：苦、寒、无毒。槐花：苦、平、无毒。槐叶：苦、平、无毒。

【主治】

木皮、根白皮：

风虫牙痛、蠼螋恶疮。

槐叶：

肠风痔疾、鼻气窒塞。

槐枝：

风热牙痛、血崩、白带。

【诗解】

1. 古方传承。

2. 国槐。

3. 夏天收采。

4. 归肠肺经。

5. 凉血清肝。

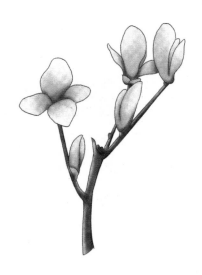

辛夷

灌木萌芽枝茂欣，

互生叶片面均匀。

顶端花冠紫红色，

圆果成熟种子纯。

长在园林山野地，

冬天收采晾干存。

味辛微苦归脾肺，

通窍祛风治眩晕。

辛夷

【释名】辛、侯桃、房木、木笔、迎春（按：本吕为木兰的干燥花蕾）。

【气味】辛、温、无毒。

【主治】

鼻渊、鼻塞。

【诗解】

1. 古方传承。

2. 侯桃。

3. 冬天收采。

4. 归脾肺经。

5. 通寒祛风。

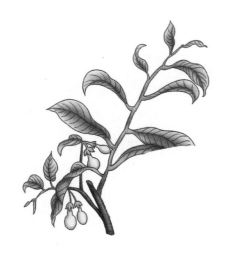

沉香

乔木高枝树绿棵，

互生叶片卵形楔。

小花蕊朵呈白色，

蒴果披毛种褐泽。

长在邱岭荒野地，

全年收采晾干搁。

性辛微苦归脾胃，

行气温中平喘咳。

沉香

【释名】沉水香、蜜香。木之心节置水则沉，故名沉水，亦曰水沉。半沉者为栈香，不沉者为黄熟香。南越志言交洲人称为蜜香，谓其气如蜜脾也。梵书名阿迦卢香。

【气味】辛、微温、无毒。

【主治】

　　风水毒肿、去恶气。

【诗解】

1. 古方传承。

2. 沉水香。

3. 全年收采。

4. 归脾胃经。

5. 行气平喘。

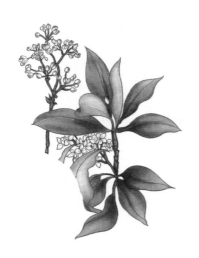

丁香

【释名】丁子香、鸡舌香。

【气味】辛、温、无毒。

【主治】

突然心气痛、干霍乱。

小儿吐泻、胃冷呕逆。

朝食暮吐、妇女崩中。

妇女难产、鼻中息肉。

丁香

常绿丁香乔木桩，

卵形叶片面颀长。

芳香花冠呈白色，

浆果椭圆种子方。

长在雨林亚热带，

冬春收采晒干藏。

无毒辛热入脾胃，

暖肾温中能壮阳。

【诗解】

1. 古方传承。

2. 丁子香。

3. 冬春收采。

4. 归脾胃经。

5. 温中壮阳。

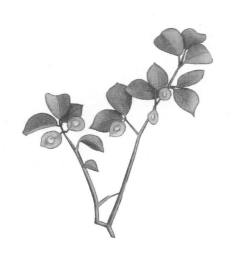

芜荑

【释名】荑、无姑、木名。

【气味】辛、平、无毒。

【主治】

脾胃有虫、食即痛。

久泄、气多粪少。

虫牙作痛、腹中鳖瘕。

芜荑

灌木山榆枝干扬，

互生叶片面毛长。

雌雄花蕊呈黄色，

大果成熟种翅张。

长在岩坡石板地，

夏天收采晒干藏。

性平辛苦归脾胃，

利尿杀虫治恶疮。

【诗解】

1. 古方传承。

2. 无姑。

3. 夏天收采。

4. 归脾胃经。

5. 利尿杀虫。

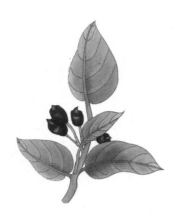

檀香

乔木青枝常绿鲜，

对生叶片面全缘。

雌雄花蕊淡黄色，

核果成熟种子圆。

长在海南山野地，

全年收采晒材干。

辛温甘苦入脾胃，

行气杀虫能散寒。

檀香

【释名】旃檀、真檀。

【气味】（白旃檀）辛、温、无毒。

（紫檀）咸、微寒、无毒。

【主治】

白旃檀：

心腹痛、肾气痛。

噎膈吐食、风热肿毒。

紫檀：

止血、止痛。

疗淋、敷刀伤。

【诗解】

1. 古方传承。

2. 真檀。

3. 全年收采。

4. 归脾胃经。

5. 行气杀虫。

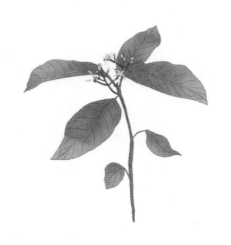

降真香

梨母高枝乔木桩，
卵形复叶羽楔张。
小花多数黄白色，
荚果椭圆种子长。
长在海南荒野地，
全年收采晒干藏。
辛温理气归经肺，
止血行瘀治损伤。

降真香

【**释名**】紫藤香、鸡骨香。

【**气味**】辛、温、无毒。

【**主治**】

　　刀伤出血、痈疽恶毒。

【**诗解**】

1. 古方传承。

2. 紫藤香。

3. 全年收采。

4. 归肺经。

5. 止血行淤。

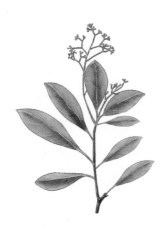

楠

【气味】（楠材）辛、微温、无毒。

【主治】

足部水肿、耳出脓。

心胀腹痛，不得吐泻。

楠

乔木桢楠碧绿葱，

卵形叶片面毛茸。

小花聚伞色泽靓，

浆果皮黑硕大膨。

长在西南山岭地，

全年可采晒干成。

辛温味苦小毒性，

消肿舒筋化耳脓。

【诗解】

1. 古方传承。

2. 楠木。

3. 全年可采。

4. 味苦小毒。

5. 消肿舒筋。

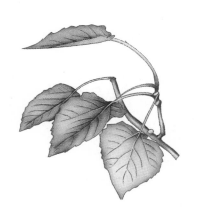

白杨

【释名】 独摇。

【气味】 （木皮）苦、寒、无毒。

【主治】

止孕痢、治口疮、消瘿气。

白杨

乔木高擎枝棒圆，

互生单叶卵端尖。

异株花朵柔黄色，

蒴果无毛小穗连。

长在向阳山岭地，

秋天收采晒鲜干。

微凉涩苦无毒性，

清热杀虫治肾炎。

【诗解】

1. 古方传承。

2. 独摇。

3. 秋天收采。

4. 微凉涩苦。

5. 清热杀虫。

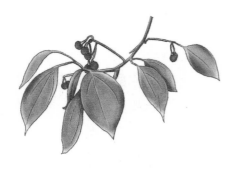

樟

乔木高擎枝绿葱，

互生叶片阔楔形。

小花蕊朵黄白色，

核果如球黑紫莹。

长在河旁阴涝地，

冬天集采晒干成。

性温味苦入肝肺，

行气祛湿治痛风。

樟

【气味】（樟材）辛、温、无毒。

【主治】

　　干霍乱，吐不出。

　　宿食不消、常吐酸水。

【诗解】

1. 古方传承。

2. 樟树。

3. 冬天采集。

4. 归肝肺经。

5. 行气祛湿。

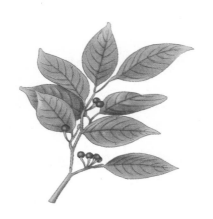

钓樟

灌木黑斑大钓樟，

互生叶片褐毛长。

伞形花朵呈黄色，

核果如球短柄张。

长在溪边山谷地，

一年三季可收藏。

辛温气味无毒性，

止血祛风能敛疮。

钓樟

【释名】乌樟、枕、豫。

【气味】（根皮）辛、温、无毒。

【主治】

刀伤止血、霍乱。

脚气水肿、疮疥。

【诗解】

1. 古方传承。

2. 乌樟。

3. 三季可采。

4. 辛温无毒。

5. 祛风止血。

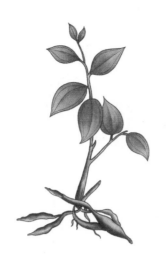

乌药

【释名】旁其、矮樟。

【气味】（根）辛、温、无毒。

【主治】

    风湿麻痹、一切气痛。

    小肠疝气、脚气扯痛。

    小儿慢惊、昏沈或抽搐。

乌药

树干平滑枝茎青，

全缘叶面绿光莹。

伞形花蕊呈黄色，

核果如球皮褐明。

长在向阳山岭地，

全年可采晒干成。

味辛微苦归脾肺，

顺气祛寒止痛经。

【诗解】

1. 古方传承。

2. 矮樟。

3. 全年可采。

4. 归脾肺经。

5. 祛寒止痛。

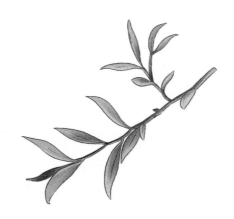

水杨

蒲柳红皮枝茎扬，

对生叶片细条长。

卵形花蕊红黄色，

蒴果成熟皮裂张。

长在山坡邻灌木，

春天收采晒干藏。

性平味苦归心胃，

清热宣毒治痘疮。

水杨

【**释名**】赤柽、赤杨、河柳、雨师、

垂丝柳、人柳、三眠柳、观音柳。

【**气味**】苦、平、无毒。

【**主治**】

　　　　赤白痢、痘毒不发。

　　　　刀伤成疮、乳痈。

【**诗解**】

1. 古方传承。

2. 青杨。

3. 春天收采。

4. 归心脾经。

5. 清热宣毒。

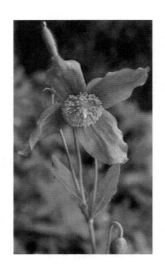

榶香

古木高枝树干粗，

皮中米屑像稀糊。

细研粉末呈黄色，

烙饼充饥有用途。

长在岭南山谷地，

四时收采晒干株。

性平味涩须根苦，

主治头疖消肿毒。

榶香

【释名】兜娄婆香。

【气味】（根）苦、涩、平、无毒。

【主治】

　　头疖肿毒。

【诗解】

1. 古方传承。

2. 兜娄婆香。

3. 四季收采。

4. 性平涩苦。

5. 治头痛消肿毒。

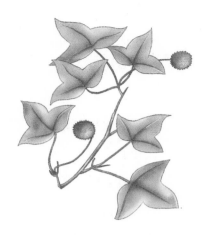

枫香脂

乔木枫香高冠扬，

心形叶片尾尖刚。

雌雄花蕊淡黄色，

蒴果如球种细长。

长在林中山野地，

冬春收采晾干藏。

辛平微苦归脾肺，

活血生肌治外伤。

枫香脂

【**释名**】白胶香。

【**气味**】辛、苦、平、无毒。

【**主治**】

吐血、鼻血。

便痈脓血、瘰疬软疖。

疮不收口、恶疮。

小儿疥癣、大便不通。

【**诗解**】

1. 古方传承。

2. 白胶香。

3. 归脾肺经。

4. 冬春收采。

5. 活血生肌。

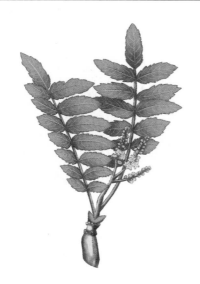

薰陆香

【释名】马尾香、天泽香、摩勒香、
多伽罗香。

【气味】微湿、无毒。

【主治】

口目斜、急慢惊风。

小儿双目内钓、腹痛。

心气痛、呃逆不止。

难产催生、风虫牙痛。

漏疮脓血、阴茎肿痛。

薰陆香

灌木天泽枝干鲜，

互生复叶羽全缘。

卵形花瓣淡黄色，

核果成熟皮厚坚。

长在非洲和半岛，

宜于春夏采脂干。

微温辛苦小毒性，

调气疗风治不眠。

【诗解】

1. 古方传承。

2. 天泽香。

3. 春夏收采。

4. 辛苦小毒。

5. 调气疗风。

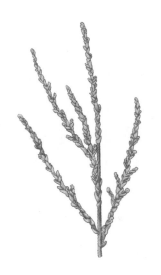

柽柳

【释名】赤柽、赤杨、河柳、雨师、垂丝柳、人柳、三眠柳、观音柳。

【气味】（木）甘、咸、温、无毒。

【主治】

　　腹中痞积、各种风疾。

柽柳

柽柳垂丝枝漫徐，

披针鳞叶半贴浮。

顶生花朵粉红色，

蒴果成熟似小珠。

长在河流沙碱地，

暮春收采晾干株。

微咸味苦入心肺，

利尿疏风能解毒。

【诗解】

1. 古方传承。

2. 赤杨。

3. 暮春收采。

4. 归心肺经。

5. 利尿疏风。

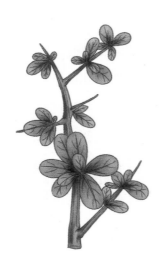

没药

【释名】末药。

【气味】苦、平、无毒。

【主治】

关节疼痛、筋骨损伤。

刀伤、妇女务晕。

没药

灌木粗枝尖刺长，
卵形复叶立中央。
小花蕊朵呈白色，
核果成熟革质光。
主产东非索马里，
春秋收采晒干藏。
性平味苦入脾肾，
散血生肌治恶疮。

【诗解】

1. 古方传承。

2. 末药。

3. 春秋收采。

4. 归脾肾经。

5. 散血生肌。

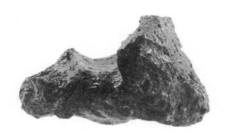

骐竭

高树婆娑繁郁青，

樱桃叶片角伸棱。

花开三月不结籽，

清液流出赤色浓。

长在岭南山野地，

采集脂汁冷干成。

甘平咸味无毒性，

止血祛邪治痛经。

骐竭

【释名】血竭。

【气味】甘、咸、平、无毒。

【主治】

　　白虎风、新久脚气。

　　慢惊风、鼻血不止。

　　刀伤出血、产后血晕。

　　疮口不收、臁疮不愈。

【诗解】

1. 古方传承。

2. 血竭。

3. 采集树汁。

4. 味咸无毒。

5. 止血祛邪。

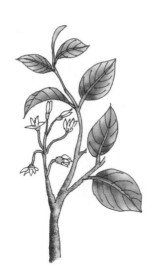

安息香

【气味】辛、苦、平、无毒。

【主治】

突然心痛、小儿肚痛。

安息香

乔木高枝皮绿青，

卵形叶片短毛莹。

顶生花蕊棕红色，

扁果如球种子莹。

长在稻田山谷地，

夏秋收采晾干成。

辛平味苦无毒性，

开窍清神防中风。

【诗解】

1. 古方传承。

2. 安息香科植物白花树的树脂。

3. 夏秋收采。

4. 辛苦无毒。

5. 清神防中风。

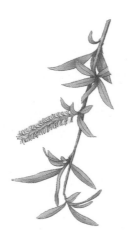

柳
杨柳垂枝树冠疏，
披针狭叶渐尖突。
雌雄花蕊红黄色，
蒴果成熟种子出。
长在水湿河谷地，
宜于春夏采鲜株。
性寒味苦归心肺，
清热平肝能解毒。

柳

【释名】小杨、杨柳。

【气味】柳华：苦、寒、无毒。

柳叶：苦、寒、无毒。枝及根白皮：

苦、寒、无毒。

【主治】

柳华：

吐血咯血、刀伤血出。

脸上脓疮、走马牙疳。

柳叶：

小便白浊、小儿丹毒。

眉毛脱落、无名恶疮。

【诗解】

1. 古方传承。

2. 杨柳。

3. 春夏收采。

4. 归心肺经。

5. 清热平肝。

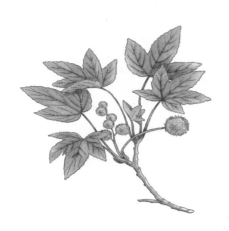

苏合香

乔木苏合枝干苍，

互生叶片柄伸长。

小花蕊朵色黄绿，

蒴果成熟种翅张。

长在南国肥沃土，

夏秋割采取脂香。

辛甘温性入肝肺，

通窍杀虫治冻疮。

苏合香

【释名】苏合油、流动苏合香。

【气味】辛、温。

【主治】

开窍、辟秽、止痛。

【诗解】

1. 古方传承。

2. 苏合油。

3. 夏秋割采。

4. 归肝肺经。

5. 通窍杀虫。

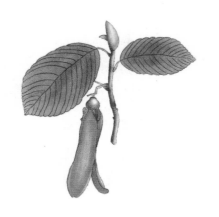

乔木高枝常绿葱，

互生叶片卵圆形。

雌雄蕊朵呈百色，

干果薄壳革质轻。

长在雨林深海岛，

全年可采晾干成。

温辛味苦归经肺，

下气消食治耳聋。

龙脑香

【释名】片脑、羯婆罗香。膏名婆律香（按：即现在通称的冰片）。

【气味】辛、苦、微寒、无毒。

【主治】

目翳、风热上攻头目。

头脑疼痛、风热喉痹。

中风牙闭、内外痔疮。

【诗解】

1. 古方传承。

2. 片脑。

3. 全年可采。

4. 归肺经。

5. 下气消食。

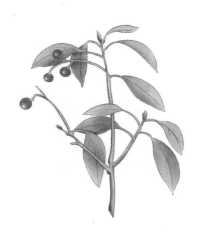

樟脑

【释名】韶脑。

【气味】辛、热、无毒。

【主治】

　　　　牙齿虫痛、小儿秃疮。

樟脑

乔木高枝常绿莹，

全缘粉面叶互生。

小花蕊朵淡黄色，

核果如球亮紫星。

长在河边湿润地，

金秋收采凝结晶。

辛温味苦有毒性，

通窍杀虫利气行。

【诗解】

1. 古方传承。

2. 韶脑。

3. 金秋收采。

4. 味苦辛有毒。

5. 通窍杀虫。

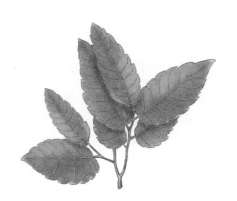

榉

【释名】 榉柳、换柳。

【气味】 苦、大寒、无毒。

【主治】

　　毒气攻腹、手足肿痛。

榉

乔木高擎血榉榆，

互生叶片面毛粗。

雌雄花蕊出枝腋，

坚果偏斜上部疏。

长在山坡荒野地，

夏秋收采晒干株。

性寒味苦归心肺，

清热安胎能解毒。

【诗解】

1. 古方传承。

2. 榉柳。

3. 夏秋收采。

4. 归心肺经。

5. 清热，解毒。

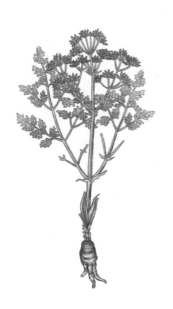

阿魏

草本多年蒜臭奇，

枝针羽叶柄灰皮。

雌雄花蕊黄白色，

圆果双悬背扁基。

长在沟边荒漠地，

宜于春夏采鲜脂。

温辛味苦归脾胃，

散痞杀虫治疟疾。

阿魏

【释名】阿虞、熏渠、哈昔尼。

【气味】辛、平、无毒。

【主治】

　　　　疝疼痛、腹内一般痞块。

　　　　疟疾寒热、牙齿虫痛。

【诗解】

1. 古方传承。

2. 阿虞树脂。

3. 春夏收采。

4. 归脾胃经。

5. 杀虫治疟疾。

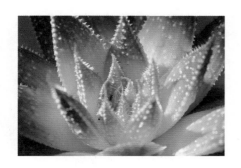

芦荟

草本多年直茎擎，

簇生叶片齿边棱。

雌雄花蕊赤黄色，

蒴果成熟三角形。

长在南国荒土地，

全年可采凝干澄。

性寒味苦归肝胃，

清热杀虫治耳鸣。

芦荟

【释名】奴会、讷会、象胆。

【气味】苦、寒、无毒。

【主治】

湿癣、小儿脾疳、虫牙。

【诗解】

1. 古方传承。

2. 奴荟。

3. 全年可采。

4. 清热杀虫。

5. 归肝胃经。

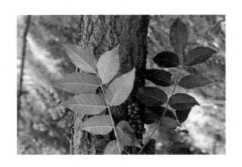

蘗木

乔木高擎黄柏株，

对生复叶卵楔突。

雌雄花蕊绿黄色，

浆果成熟黑紫乌。

长在谷溪荒野地，

冬初收采晒皮枯。

性寒味苦归经肾，

清热疗疮能解毒。

蘗木

【释名】蘗。根名檀（俗作黄柏）。

【气味】苦、寒、无毒。

【主治】

男女诸虚、痔漏下血。

赤白浊、下血数升。

小儿热泻、积热梦遗。

消渴、食多、尿多。

热极呕血、眼目昏暗。

【诗解】

1. 古方传承。

2. 黄柏。

3. 冬初收采。

4. 归肾经。

5. 清热解毒。

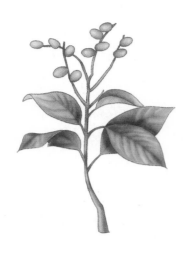

乔木青葱枝近天，

互生叶片卵形圆。

雌雄花蕊绿黄色，

核果成熟黑褐颜。

长在山坡林野地，

秋冬摘采晒实干。

酸平苦涩归肠肺，

下气消痰能利咽。

诃黎勒

【释名】诃子。

【气味】苦、温、无毒。

【主治】

　　　下气消食、久咳。

　　　呕逆不食、气痢水泻。

　　　赤白痢、男子下疳。

【诗解】

1. 古方传承。

2. 诃子。

3. 秋冬摘采。

4. 归肠肺经。

5. 下气消痰。

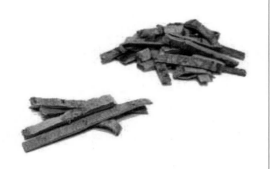

檀桓

乔木高枝皮色棕，

对生叶片卵圆形。

雌雄花蕊淡黄绿，

浆果成熟黑紫莹。

长在汉中山谷地，

秋天收采晒干成。

气寒味苦无毒性，

止渴安神强体能。

檀桓

【释名】黄蘗根。

【气味】苦、寒、无毒。

【主治】

安神止渴、久服强身。

【诗解】

1. 古方传承。

2. 黄蘗根。

3. 秋天收采。

4. 味苦无毒。

5. 止渴安神。

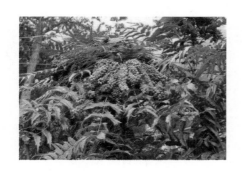

小蘗

【释名】子蘗、山石榴。

【气味】苦、大寒、无毒。

【主治】

　　杀诸虫、治血崩。

小蘗

灌木灰枝具浅棱，

丛生叶片渐狭形。

披针花瓣淡黄色，

浆果椭圆熟后红。

长在林缘山野地，

春秋挖采晒干成。

大寒味苦无毒性，

清热杀虫治血崩。

【诗解】

1. 古方传承。

2. 山石榴。

3. 春秋挖采。

4. 大寒味苦。

5. 清热杀虫。

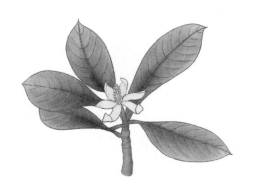

厚朴

【释名】烈朴、赤朴、厚皮。树名榛，籽名逐折。

【气味】苦、温、无毒。

【主治】

　　脾胃虚损、痰呕逆。

　　腹前胀满、反胃、下泻。

　　大肠干结、月经不通。

厚朴

乔木高枝鳞密披，

互生叶片短尖齐。

雌雄花蕊呈白色，

裂果成熟红外衣。

长在阴凉湿润地，

宜于四月采干皮。

辛温味苦归肠胃，

下气消痰除满积。

【诗解】

1. 古方传承。

2. 烈朴。

3. 四月采皮。

4. 归肠胃经。

5. 下气消痰。

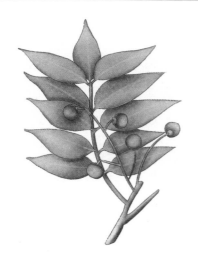

无患子

乔木高身绿嫩枝，
互生叶片柄槽直。
雌雄花蕊色泽绿，
蒴果成熟黑种瓷。
长在疏林湿润地，
宜于秋季采根实。
小毒辛苦归心肺，
清热杀虫除癣疾。

无患子

【释名】桓、木患子、噤娄、肥珠子、
油珠子、菩提子、鬼见愁。

【气味】子皮（即核外肉）：微苦、
平、有小毒。子中仁：辛、平、无毒。

【主治】

子皮：

去风明目、洗面去斑。

子中仁：

牙齿肿痛。

【诗解】

1. 古方传承。

2. 菩提子。

3. 秋季收采。

4. 辛苦小毒。

5. 归心肺经。

6. 杀虫除癣。

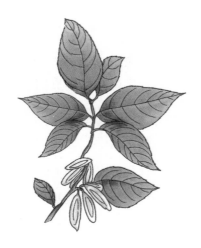

杜仲

乔木高枝黄褐衣，

互生叶片广楔基。

雌雄花蕊色泽粉，

坚果成熟包子实。

长在疏林山谷地，

采于六月晒干皮。

性辛味苦入肝肾，

强骨安胎止梦遗。

杜仲

【**释名**】思仲、思仙、木棉。

【**气味**】辛、平、无毒。

【**主治**】

风冷伤肾、腰背虚痛。

病后虚汗及自流汗。

产后诸疾及胎体不安。

【**诗解**】

1. 古方传承。

2. 思仲。

3. 六月收采。

4. 归肝肾经。

5. 强骨安胎。

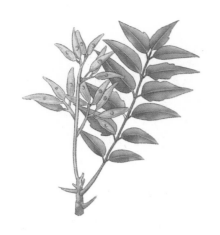

椿樗

乔木皮粗枝干扬，

不中绳墨曲直长。

顶端作叶呈红绿，

凤眼花荚薄翅张。

长在沟崖贫脊地，

春秋收采晾干藏。

性寒苦涩归脾肺，

止血杀虫能涩肠。

椿樗

【释名】香者名椿，臭者名樗。山樗名栲、虎目树、大眼桐。

【气味】(白皮及根皮)苦、温、无毒。

【主治】

小儿疳疾、休息痢。

赤白简、长年屙血。

白带、白浊。

【诗解】

1. 古方传承。

2. 臭椿香椿。

3. 春秋收采。

4. 归脾肺经。

5. 止血杀虫。

漆

灌木高擎枝褐红，

互生复叶羽毛容。

稀疏花瓣呈黄色，

核果形圆种子橙。

长在林坡山野地，

夏秋收采晒干成。

辛温味苦有毒性，

消肿除湿能止疼。

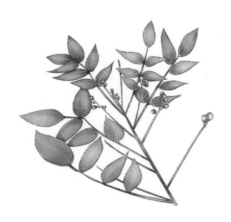

漆

【气味】辛、温、无毒。

【主治】

小儿虫病、妇女血气痛。

男子疝气或小肠气痛。

妇女经闭或腹内症瘕。

五劳七伤、喉痹。

【诗解】

1. 古方传承。

2. 漆树。

3. 夏秋收采。

4. 辛苦有毒。

5. 消肿除湿。

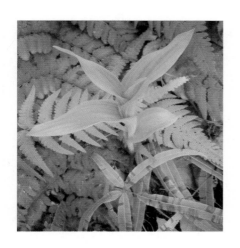

肥筇荚

乔木高擎无刺桩，

互生复叶羽毛张。

矩形花瓣紫白色，

荚果椭圆黑扁长。

长在林边山野地，

秋天收采晾干藏。

辛温气味微毒性，

活血除湿治损伤。

肥筇荚

【气味】（荚）辛、温、微毒。

【主治】

肠风下血、下痢噤口。

头耳诸疮、眉癣。

痢痢头疮、癣疮。

【诗解】

1. 古方传承。

2. 肥筇荚果。

3. 秋天收采。

4. 辛温微毒。

5. 活血除湿。

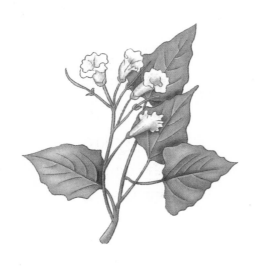

楸

【气味】 苦、小寒、无毒。

【主治】

兼疮、白癜风。

上气咳嗽、腹胀人瘦。

一切毒肿、头痒生疮。

楸

乔木高擎枝干直，

对生单叶阔楔基。

紫斑花冠淡红色，

蒴果成熟种子稀。

长在山中肥沃土，

一年三季可收集。

性凉味苦能消肿，

清热排毒壮骨肌。

【诗解】

1. 古方传承。

2. 楸树。

3. 一年三季可采。

4. 性凉味苦。

5. 清热排毒。

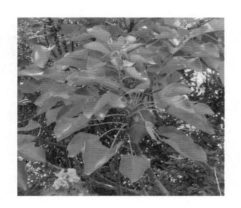

桐

【释名】白桐、黄桐、泡桐、椅桐、荣桐。

【气味】苦、寒、无毒。

【主治】

手足浮肿、痈疽发背。

头发脱落、跌打损伤。

桐

乔木高枝树冠圆，

心形叶片顶端尖。

雌雄花蕊紫白色，

蒴果成熟子翅连。

长在山坡林谷地，

夏秋收采晒鲜干。

气寒味苦无毒性，

消肿祛风能化痰。

【诗解】

1. 古方传承。

2. 泡桐。

3. 夏秋收采。

4. 味苦无毒。

5. 消肿祛风。

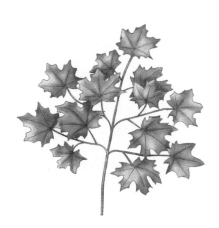

梧桐

【释名】 榇。

【气味】（籽）甘、平、无毒。

【主治】

　　小儿口疮。

梧桐

乔木肥枝树干直，

互生单叶褐毛稀。

雌雄蕊朵无花瓣，

种子如球开裂皮。

长在平原山野地，

秋天收采晒干实。

甘平辛苦归心肺，

顺气消食能健脾。

【诗解】

1. 古方传承。

2. 榇。

3. 秋天收采。

4. 归心肺经。

5. 顺气消食。

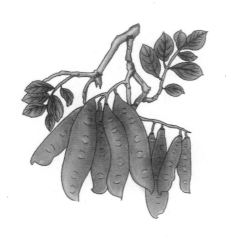

皂荚

【释名】皂角、鸡栖子、乌犀、悬刀。

【气味】皂荚：辛、咸、温、有小毒。

皂角子：辛、温、无毒。皂角刺：辛、

温、无毒。木皮、根皮：辛、温、无。

【主治】

腰脚风痛、不能履地。

大肠虚秘、下痢不止。

肠风下血、里急后重。

小儿流涎、妇女难产。

皂荚

乔木分枝棘刺楔，

卵形叶片齿边斜。

披针花瓣黄白色，

荚果光泽扁子多。

长在山间温暖地，

秋天收采晒干搁。

性毒辛味归肠肺，

开窍杀虫能止咳。

【诗解】

1. 古方传承。

2. 皂角。

3. 秋天收采。

4. 味辛有毒。

5. 归肠止渴。

6. 杀虫止渴。

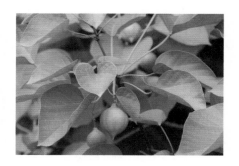

罂子桐

乔木枝条粗壮长，

卵形叶片扁平张。

雌雄花蕊呈白色，

核果如球表面光。

长在沟旁山野地，

常年可采晒干藏。

寒辛甘味有毒性，

消肿杀虫治烫伤。

罂子桐

【释名】虎子桐、荏桐、油桐。

【气味】（桐泪）甘、微辛、寒、有大毒。

【主治】

痈肿初起、臁疮。

脚肚癫疮、酒赤鼻。

冻疮裂痛、解砒石毒。

【诗解】

1. 古方传承。

2. 油桐。

3. 常年可采。

4. 辛甘有毒。

5. 消肿杀虫。

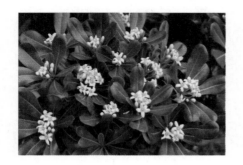

海桐

乔木丛枝绿海桐，

卵形叶片卷边呈。

芳香花蕊莹白色，

蒴果如球种子红。

生在南方山野地，

全年可采晒干成。

辛温味苦无毒性，

止血祛风活络经。

海桐

【释名】刺桐。

【气味】（木皮）苦、平、无毒。

【主治】

　　腰膝痛、风癣、风虫牙痛。

【诗解】

1. 古方传承。

2. 刺桐。

3. 全年可采。

4. 辛苦无毒。

5. 止血祛风。

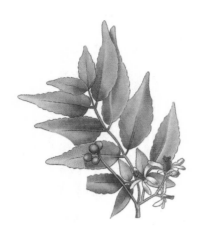

棟

乔木高枝树冠扬，

互生复叶卵形张。

圆锥花瓣色泽紫，

核果如球皮淡黄。

长在路旁荒野地，

秋冬收采晒干藏。

有毒味苦归肝胃，

疗癣杀虫止痛痒。

棟

【释名】苦楝。实名金铃子。

【气味】苦、寒、有小毒。

【主治】

　　热厥心前、小儿冷疝。

　　疝肿痛、脏毒下血。

　　腹中有虫、小儿疳疾。

　　根及木皮：

　　消渴有虫、小儿蛔虫。

　　小儿诸疮、蜈蚣或蜂螫伤。

【诗解】

1. 古方传承。

2. 苦楝。

3. 秋冬收采。

4. 归肝胃经。

5. 疗癣杀虫。

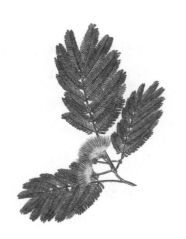

合欢

【释名】合昏、夜合、青裳、萌葛、乌赖树。

【气味】（木皮）甘、平、无毒。

【主治】

肺痈、跌打损伤。

小儿撮口风、中风挛缩。

合欢

树干灰黑枝翠芬，

互生复叶羽披针。

圆锥花冠粉红色，

荚果无毛带状真。

长在山间荒野地，

夏天收采晒干存。

性平味苦能明目，

活血安神解陏闷。

【诗解】

1. 古方传承。

2. 青裳。

3. 夏天收采。

4. 味苦性平。

5. 明目安神。

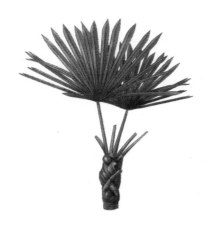

棕榈

茎杆粗桩圆柱形，

簇生叶片裂当中。

雌雄花穗淡黄色，

核果灰皮蜡粉莹。

长在江南山野地，

秋天收采晒干成。

性平苦涩归肠肺，

止血祛风治漏崩。

棕榈

【释名】并榈、棕树、唐棕、唐棕榈、山棕。

【气味】笋及子花（按：即棕榈的果实）：苦、涩、平、无毒。有人认为有毒。皮（按：即干燥的叶鞘纤维）：苦、涩。

【主治】

笋及子花：

涩肠止泻、崩中带下。

皮：

鼻血不止、血崩不止。

屙血、泻痢、小便不通。

【诗解】

1. 古方传承。

2. 棕树。

3. 秋天收采。

4. 归肠肺经。

5. 止血祛风。

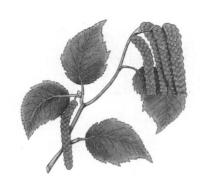

桦木

树冠纤枝呈塔形，

互生叶片绿黄莹。

雌雄花蕊小直密，

坚果皮开种亮星。

长在丛林山野地，

宜于五月采鲜成。

平凉味苦无毒性，

清热祛痰治乳痈。

桦木

【气味】（木皮）苦、平、无毒。

【主治】

　　乳痈初起、肺风毒疮。

【诗解】

1. 古方传承。

2. 白桦树。

3. 五月采收。

4. 味苦平凉。

5. 清热祛痰。

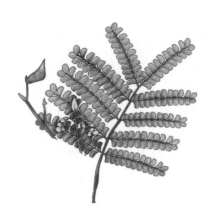

苏方木

乔木青葱枝干擎，

两回复叶面光莹。

蝶形花冠呈黄色，

荚果椭圆子褐青。

长在丛林山谷地，

宜于秋季采方棱。

甘平咸味无毒性，

活血祛瘀治痛经。

苏方木

【释名】苏木。

【气味】甘、咸、平、无毒。

【主治】

产后血晕、破伤风。

脚气肿痛、偏坠肿痛。

【诗解】

1. 古方传承。

2. 苏木。

3. 秋季收采。

4. 味咸甘平。

5. 活血祛瘀。

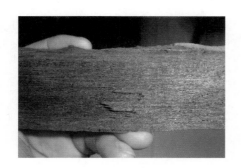

乌木

古木黑檀柿树属，

辟邪之宝贵如珠。

心材坚硬凿家具，

纹理光滑镜面突。

长在四川河谷地，

沉埋地下色发乌。

甘平咸味入肠胃，

吐利祛风能解毒。

乌木

【释名】乌木、乌文木。

【气味】甘、咸、平、无毒。

【主治】

解毒、亦治霍乱吐利。

【诗解】

1. 古方传承。

2. 乌文木。

3. 地下埋藏。

4. 归肠胃经。

5. 祛风解暑。

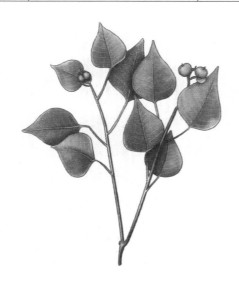

乌臼木

乔木青葱枝干擎，

两回复叶面光莹。

蝶形花冠呈黄色，

荚果椭圆子褐青。

长在丛林山谷地，

宜于秋季采方棱。

甘平咸味无毒性，

活血祛瘀治痛经。

乌臼木

【释名】鸦臼（通称乌桕）。

【气味】苦、微温、无毒。

【主治】

　　大、小便均不通。

　　婴儿胎毒满头、疔肿。

【诗解】

1. 古方传承。

2. 鸦臼。

3. 全年可采。

4. 归脾肺经。

5. 利水杀虫。

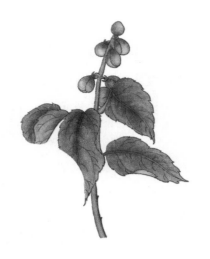

巴豆

乔木高擎枝茎扬，

互生叶片卵形张。

雌雄花朵色泽绿，

蒴果长圆种褐黄。

长在溪边山谷地，

秋天收采晒干藏。

大毒辛热归肠胃，

消肿祛积治冻疮。

巴豆

【释名】巴菽、刚子、老阳子。

【气味】辛、温、有毒。

【主治】

宿食不化、大便闭塞。

水蛊大腹、皮肤色黑。

心痛腹胀、大便不通。

滞泄痢、腹痛里急。

小儿吐泻、干霍乱。

寒痰气喘、舌上出血。

【诗解】

1. 古方传承。

2. 巴菽。

3. 秋天可采。

4. 辛热大毒。

5. 归肠胃经。

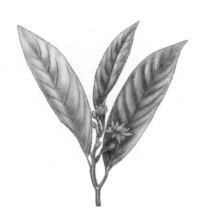

大风子

【气味】辛、热、有毒。

【主治】

大风疮裂、大风诸癞。

大风子

乔木青葱枝干长，

互生叶片细毛光。

卵形花瓣粉红色，

浆果如球皮硬梆。

长在半阴山野地，

夏天收采晒干藏。

有毒辛热归肝肾，

通络杀虫治痤疮。

【诗解】

1. 古方传承。

2. 植物大风子的种子。

3. 夏天收采。

4. 归肝肾经。

5. 通络杀虫。

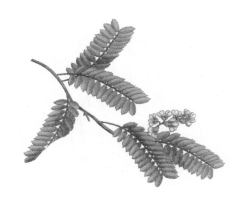

相思子

灌木攀援枝茎扬，

互生复叶小尖长。

钟形花冠色泽紫，

荚果椭圆红子光。

长在丘陵山野地，

夏秋收采晒干藏。

有毒辛苦归心肺，

清热杀虫治痤疮。

相思子

【释名】红豆。

【气味】苦、平、有小毒、使人呕吐。

【主治】

止热闷头痛。

除风痰瘴疟疾，杀虫。

【诗解】

1. 古方传承。

2. 红豆。

3. 夏秋收采。

4. 归心肺经。

5. 清热杀虫。

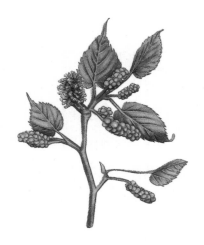

桑

桑树枝条蓬绿莹，

互生单叶齿圆形。

雌雄花穗垂长梗，

瘦果成熟黑紫星。

长在平原山岭地，

夏秋收采晒干青。

性平微苦入肝肺，

凉血祛风通络经。

桑

【释名】子名椹。

【气味】桑根白皮：甘寒、无毒。桑叶：
苦、甘、寒、有小毒。桑枝：苦、平桑。
柴灰：辛、寒、有小毒。

【主治】

桑柴灰：

目赤肿痛、白癜风。

头风白屑、大麻风。

桑枝：

水气脚气、风热臂痛。

【诗解】

1. 古方传承。

2. 桑树。

3. 夏秋收采。

4. 归肝肺经。

5. 凉血通络。

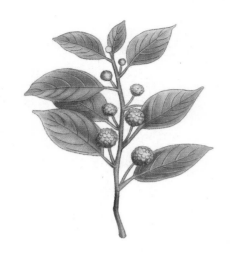

柘

【气味】（木白皮、根白皮）甘、温、无毒。

【主治】

　　耳聋耳鸣、劳损虚弱。

　　腰肾冷、梦遗等症。

柘

灌木高枝硬刺尖，

互生单叶卵形圆。

雌雄花蕊桔黄色，

瘦果如球肉质鲜。

长在溪旁山野地，

全年可采晒鲜干。

性温甘淡调脾胃，

镇痛驱积能抗炎。

【诗解】

1. 古方传承。

2. 柘。

3. 全年可采。

4. 性温甘淡。

5. 镇痛抗炎。

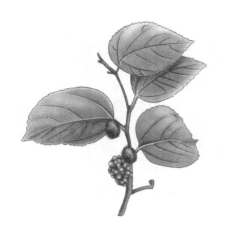

楮

树干平滑枝绿葱，

互生叶片掌心形。

雌雄花蕊披苞片，

核果成熟橙色红。

长在平原山野地，

秋天收采晒干成。

性寒甘味归经肾，

明目清肝利尿通。

楮

【释名】构、构桑。

【气味】楮实：甘、寒、无毒。楮叶：甘、凉、无毒。树白皮：甘、平、无毒。皮间白汁：甘、平、无毒。

【主治】

楮实：

水气蛊胀、肝热生翳。

喉痹、喉风。

刀伤出血、目昏难视。

楮叶：

小便白小说、全身水肿。

【诗解】

1. 古方传承。

2. 构桑。

3. 秋天收采。

4. 归肾经。

5. 明目清肝。

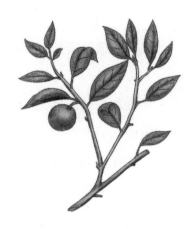

枳

乔木丛枝多刺针，

狭尖小叶柄长伸。

雌雄花蕊呈白色，

柑果皮黄子有纹。

长在向阳温暖地，

夏天收采晾干存。

辛酸味苦归脾胃，

理气宽中消胀闷。

枳

【释名】子名枳实；枳壳。枳实，枳壳一物也。

【气味】枳实：苦、寒、无毒。枳壳：苦、酸、微寒、无毒。

【主治】

　　破结实，消胀满。

　　安胃气，止溏泄。

【诗解】

1. 古方传承。

2. 枳树。

3. 夏天收采。

4. 归脾胃经。

5. 理气宽中。

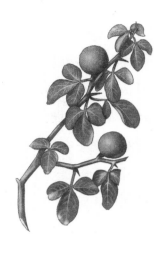

枸橘

灌木粗枝棘刺长，

顶生小叶卵形张。

雌雄花瓣呈白色，

柑果如球表面黄。

长在庭园邻道路，

秋天收采晾干藏。

性温辛苦归肝胃，

理气消积治损伤。

枸橘

【释名】臭橘。

【气味】（叶）辛、温、无毒。

【主治】

下痢脓血后重。

又治喉瘘，消肿导毒。

【诗解】

1. 古方传承。

2. 臭橘。

3. 秋天收采。

4. 归肝胃经。

5. 理气消积。

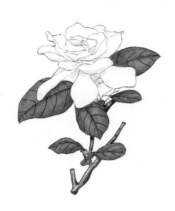

栀子

【释名】木丹、越桃、鲜支。

【气味】苦、寒、无毒。

【主治】

鼻血、小便不通。

血淋涩痛、下泻鲜血。

热毒血痢、临产下简。

热水肿、胃脘火痛。

热病食劳复、小儿狂躁。

栀子

灌木鲜枝绿冠扬，

对生叶片卵形张。

芳香花朵呈白色，

种子椭圆果翅长。

长在疏林荒野地，

秋冬收采晒干藏。

性寒味苦归心肺，

泻火除烦治损伤。

【诗解】

1. 古方传承。

2. 木丹。

3. 秋冬收采。

4. 归心肺经。

5. 泻火除烦。

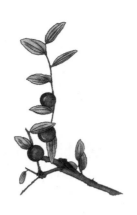

酸枣

乔木丛枝长刺尖，

卵形纸叶状椭圆。

雌雄花蕊色黄绿，

核果成熟红紫颜。

长在丘陵山野地，

秋冬收采晒实干。

性平甘味归肝胆，

敛汗宁心治不眠。

酸枣

【释名】山枣。

【气味】（酸枣）酸、平、无毒。

【主治】

胆风沉星、胆虚不眠。

振悸不眠、虚烦不眠。

骨蒸不眠、盗汗。

【诗解】

1. 古方传承。

2. 山枣。

3. 秋冬收采。

4. 归肝胆经。

5. 敛汗宁心。

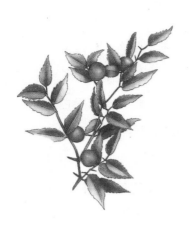

白棘

小枣丛枝白茎莹，

棘针纸叶卵圆形。

雌雄花蕊呈黄色。

核果成熟红子瑛。

长在山坡川谷地，

春天收采晒干青。

气寒辛味无毒性，

止痛消痈能固精。

白棘

【**释名**】棘刺、棘针、赤龙爪。花名刺原。

【**气味**】（白棘）辛、寒、无毒。

【**主治**】

明脏虚冷、腹胁刺痛。

睫毛倒生、龋齿腐朽。

小儿口噤、惊风不乳。

小儿丹肿、痈前痔漏。

【**诗解**】

1. 古方传承。

2. 棘针。

3. 春天收采。

4. 味辛气寒。

5. 消痫固精。

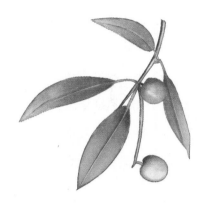

蕤核

直茎分枝短刺多，

互生单叶窄长楔。

雌雄花蕊呈白色，

核果如球纹理斜。

长在山坡河谷地，

秋天收采晒干搁。

微寒甘味无毒性，

明目清肝治角膜。

蕤核

【释名】白桵仁、棫仁。

【气味】甘、温、无毒。

【主治】

多种眼疾、目翳。

【诗解】

1. 古方传承。

2. 白桵仁。

3. 秋天收采。

4. 味甘微寒。

5. 明目清肝。

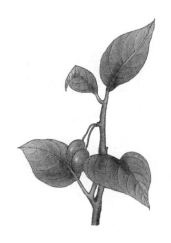

山茱萸

灌木新枝圆柱形，

对生叶片内弯弓。

雌雄花蕊呈黄色，

核果狭长亮紫红。

长在林缘山岭地，

秋冬收采晒干成。

微温酸涩归肝肾，

补益祛寒治耳鸣。

山茱萸

【释名】蜀酸枣、肉枣、鸡足、鼠矢。

【气味】酸、平、无毒。

【主治】

温肝补肾、除一切风。

止月经过多、治老人尿频。

【诗解】

1. 古方传承。

2. 蜀酸枣。

3. 秋冬收采。

4. 归肝肾经。

5. 补益祛寒。

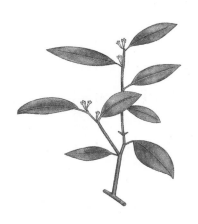

胡颓子

灌木斑楂黑刺多，
互生叶片面如革。
圆形花朵呈白色，
核果成熟红褐泽。
长在路旁山野地，
全年收采晒干搁。
性平酸涩归肠胃，
收敛消食止喘咳。

胡颓子

【释名】蒲颓子、卢都子、雀我酥、
半含春、黄婆奶。

【气味】酸、平、无毒。

【主治】

水痢、疮疥。

吐血、喉痹痛塞。

【诗解】

1. 古方传承。

2. 半含春。

3. 全年收采。

4. 归肠胃经。

5. 消食止喘。

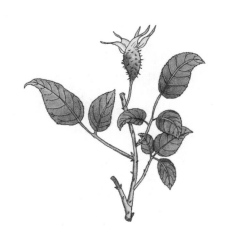

金樱子

灌木攀援皮刺冲，
合生叶片齿边锋。
披针花瓣呈白色，
梨果成熟倒卵形。
长在向阳山野地，
秋冬收采细加工。
性平甘涩归肠肾，
收敛和中能固精。

金樱子

【释名】刺梨子、山石榴、山鸡头子。

【气味】酸、涩、平、无毒。

【主治】

　　活血强身、补血益精。

　　久痢不止、痈肿。

　　刀伤出血、驱寸白虫。

【诗解】

1. 古方传承。

2. 刺梨子。

3. 秋冬收采。

4. 归肠肾经。

5. 和红固精。

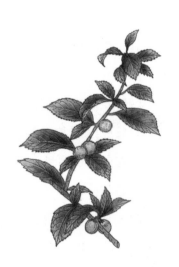

郁李

郁李分枝树干青，

互生叶片卵圆形。

雌雄花蕊粉白色，

核果如球皮暗红。

长在路旁邻灌木，

夏秋收采晒干成。

甘平辛苦无毒性，

润燥滑肠利水行。

郁李

【释名】车下李、爵李、雀梅、棠棣。

【气味】酸、平、无毒。

【主治】

> 小儿惊痰实、二便不通。
>
> 肿满气急、睡卧不得。
>
> 心腹胀满、二便不通。
>
> 气急喘息、脚气浮肿。

【诗解】

1. 古方传承。

2. 棠棣。

3. 夏秋收采。

4. 归肝肾经。

5. 润燥滑肠。

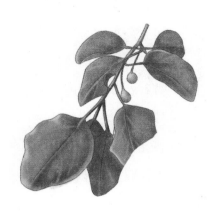

鼠李

灌木青枝芽顶生，
披针叶片卵圆形。
雌雄花蕊泽黄绿，
核果如球皮紫红。
长在丘陵荒草地，
秋天收采火干烘。
小毒味苦入肝肾，
清热杀虫治齿疼。

鼠李

【释名】楮李、鼠梓、山李子、牛李、皂李、赵李、牛皂子，乌槎子、乌巢。

【气味】（籽）苦、凉、微毒。

【主治】

诸疮寒热、虫牙肿痛。

【诗解】

1. 古方传承。

2. 山李子。

3. 秋天收采。

4. 归肝肾经。

5. 清热杀虫。

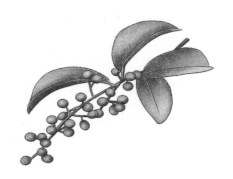

女贞

树干高直枝茎摇，

对生叶片柄槽凹。

芳香花蕊呈白色，

核果成熟黑紫包。

长在道旁山野地，

冬天收采燥干焯。

性凉甘苦归肝肾，

明目强阴能健腰。

女贞

【**释名**】贞女、冬青、蜡树。

【**气味**】（实）苦、平、无毒。

【**主治**】

　　补肾滋阴、风热赤眼。

　　口舌生疮、舌肿胀出。

【**诗解**】

1. 古方传承。

2. 冬青。

3. 冬天收采。

4. 归肝肾经。

5. 明目健腰。

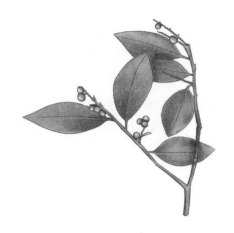

南烛

乔木分枝绿冠扬，

薄革叶片细尖长。

雌雄花蕊呈白色，

浆果成熟表面光。

长在园林湿润地，

全年收采晒干藏。

辛温微苦有毒性，

活血祛瘀治损伤。

南烛

【释名】南天烛、南烛草木、男续、
当染菽、猴菽草、草木之王、惟那
木、牛筋、乌饭草、墨饭草、杨桐。
赤者名文烛。

【气味】（枝叶）苦、平、无毒。
（籽）酸、甘、平、无毒。

【主治】

　　枝叶止泄除睡、强筋益气力。
　　籽亦强筋益气、固精驻颜。

【诗解】

1. 古方传承。

2. 南天烛。

3. 全年收采。

4. 辛苦有毒。

5. 活血祛瘀。

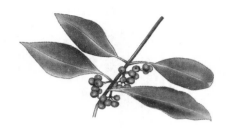

冬青

老树常青名水汤，

互生叶片柄狭长。

雌雄花瓣色泽紫，

核果椭圆籽闪光。

长在园林荒野地，

冬天收采晒干藏。

性凉甘苦归肝肾，

止血祛风能敛疮。

冬青

【释名】冻青。

【气味】（籽及木皮）甘、苦、凉、无毒。

【主治】

籽浸酒，去风虚，治痔疮。

叶烧灰，可治皮肤皲裂。

【诗解】

1. 古方传承。

2. 冻青。

3. 冬天收采。

4. 归肝胃经。

5. 止血祛风。

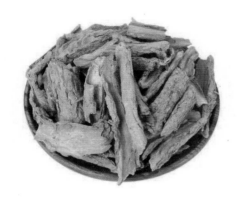

杞骨

乔木常青枝干擎，

无毛叶片四方形。

雌雄花蕊呈黄绿，

浆果如球颜色红。

长在山坡荒谷地，

全年可采晒干成。

性平味苦归肝肾，

清热祛痰固血精。

杞骨

【释名】猫儿刺。

【气味】微基、凉、无毒。

【主治】

木皮浸酒服，补腰脚令健。

烧灰淋汁或煎膏，涂白癜风。

【诗解】

1. 古方传承。

2. 猫儿刺。

3. 全年可采。

4. 归肝肾经。

5. 祛痰固精。

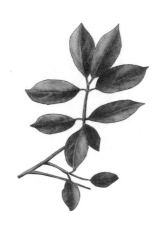

卫矛

【释名】鬼箭、神箭。

【气味】苦、寒、无毒。

【主治】

产后败血、疟疾。

卫矛

灌木冬芽细齿长，
卵形叶片面毛光。
雌雄花蕊绿白色，
蒴果橙红矛翅张。
长在丘陵山野地，
夏秋收采晒干藏。
性寒味苦能消肿，
行血通经治损伤。

【诗解】

1. 古方传承。

2. 神箭。

3. 夏秋收采。

4. 性寒味苦。

5. 行血通经。

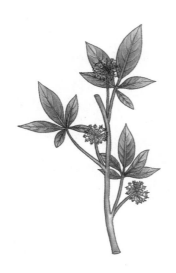

五加

灌木丛枝细刺出，

互生复叶渐尖突。

雌雄花蕊呈黄色，

核果如球子似珠。

长在山林荒野地，

秋天收采晒根株。

辛温微苦归脾肾，

活血安神补气虚。

五加

【释名】五佳、五花、文章草、白刺、
追风使、木骨、金盐、豺漆，豺节。

【气味】（根皮、茎）温、辛、无毒。

【主治】

　　风湿痿痹、虚劳不足。

　　脚气肿湿、骨节、皮肤疼痛。

【诗解】

1. 古方传承。

2. 文章草。

3. 秋天收采。

4. 归脾肾经。

5. 活血安神。

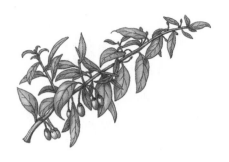

枸杞

灌木枝条短棘尖，
互生叶片面全缘。
卵形花冠色泽紫，
浆果长圆红靓颜。
长在丘陵田埂地，
夏秋收采火烘干。
微寒甘味无毒性，
润肺安神能补肝。

枸杞

【释名】枸棘、苦杞、甜菜、天精、
地骨、地节、地仙、却老、羊乳、
仙人杖、西王母杖。

【气味】苦、寒、无毒。

【主治】

肾经虚损、眼目昏花。

壮筋骨、补精髓。

骨蒸烦熟、肾虚腰痛。

赤眼肿痛、小便出血。

风虫牙痛、口舌糜烂。

【诗解】

1. 古方传承。

2. 枸棘。

3. 夏秋收采。

4. 味甘微寒。

5. 润肺补肝。

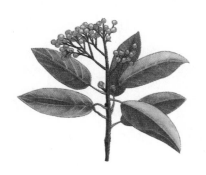

石南

灌木石楠枝茎扬，

互生叶片齿边长。

雌雄花蕊呈白色，

梨果如球子亮光。

长在山林荒野地，

全年可采晒干藏。

性辛味苦归肝肾，

壮骨祛风能止痒。

石南

【释名】风药。

【气味】（叶）辛、苦、平、有毒。

【主治】

鼠瘘不合、小儿通睛。

【诗解】

1. 古方传承。

2. 风药。

3. 全年可采。

4. 归肝肾经。

5. 壮骨祛风。

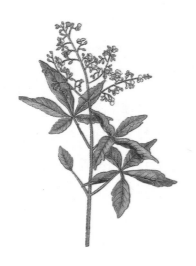

牡荆

灌木荆条枝四棱，

密生复叶面毛绒。

圆锥花冠色泽紫，

核果如球宿萼重。

长在山坡荒野地，

秋天收采晒干成。

甘平味苦归肠肺，

止痛祛痰治中风。

牡荆

【释名】黄荆、小荆、楚。

【气味】实：苦、温、无毒。叶：苦、寒、无毒。根：甘、若、平、无毒。茎：甘、平、无毒。

【主治】

白带下、小肠疝气。

湿痰白浊、耳聋。

【诗解】

1. 古方传承。

2. 黄荆。

3. 秋天收采。

4. 归肠肺经。

5. 止痛祛痰。

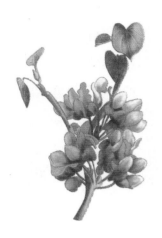

紫荆

灌木丛枝皮糙粗，

互生单叶细毛出。

雌雄花蕊粉红色，

荚果狭长薄翅突。

长在庭园湿润地，

春天收采晒干株。

性平味苦归肝肾，

清热祛风能解毒。

紫荆

【释名】紫珠。皮名肉红、内消。

【气味】（木、皮）苦、平、无毒。

【主治】

　　痈疽发背、肿毒流注。

　　鹤膝风、痔疮肿痛。

【诗解】

1. 古方传承。

2. 紫珠。

3. 春天收采。

4. 归肝肾经。

5. 祛风解毒。

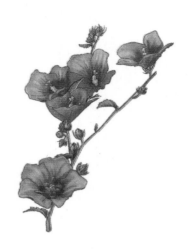

木槿

【释名】白饭花、篱障花、日及、朝开暮落花、藩篱草、花奴玉蒸。

【气味】甘、平、滑、无毒。

【主治】

赤白逅晒、头面钱癣。

牛皮癣、痔疮肿痛。

大肠脱肛、噤口痢。

风痰逆、黄水脓疮。

木槿

木槿分枝皮色黄，

互生叶片钝楔张。

钟形花冠容颜紫，

蒴果成熟黑褐光。

长在路旁山角地，

夏秋收采晒干藏。

性凉甘苦入脾肺，

清热除湿治痔疮。

【诗解】

1. 古方传承。

2. 日及。

3. 夏秋收采。

4. 归脾肺经。

5. 清热解暑。

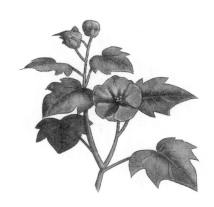

木芙蓉

小木丛枝名拒霜，

互生叶片面绒长。

卵形花瓣红白色，

蒴果如球种子黄。

长在向阳湿润地，

秋天收采晒干藏。

性凉辛苦归心肺，

消肿排脓治损伤。

木芙蓉

【释名】地芙蓉、木莲、华木、桦木、拒霜。

【气味】（叶并花）微辛、平、无毒。

【主治】

赤眼肿痛、月经不止。

偏坠作痛、痈疽肿毒辣。

头上癞疮、汤火灼疮。

【诗解】

1. 古方传承。

2. 木莲。

3. 秋天收采。

4. 归心肺经。

5. 消肿排脓。

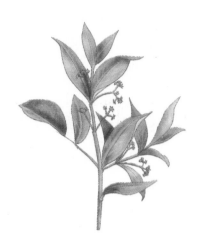

接骨木

【释名】 续骨木、木蒴。

【气味】 甘、苦、平、无毒。

【主治】

折上伤筋骨、产后血晕。

接骨木

蒴树无棱樟木桩，

对生羽叶阔楔张。

圆锥花冠呈白色，

浆果如球红紫光。

长在平原临道路，

夏秋收采晒干藏。

甘平味苦无毒性，

活血祛风接骨伤。

【诗解】

1. 古方传承。

2. 木蒴。

3. 夏秋收采。

4. 甘平味苦。

5. 活血祛风。

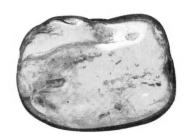

琥珀

琥珀千年质硬刚，

昆虫化石色棕黄。

摩擦带电体极脆，

颗粒无形能透光。

埋在沙层黏土地，

松脂凝块有奇香。

味甘平淡无毒性，

凉肺清肝治创伤。

琥珀

【释名】江珠。

【气味】甘、平、无毒。

【主治】

镇心明目、止血生肌。

症瘕气块、产后血晕。

小便淋沥、不便尿血。

【诗解】

1. 古方传承。

2. 江珠。

3. 昆虫化石。

4. 味甘平淡。

5. 凉肺清肝。

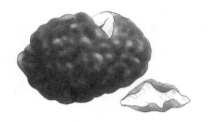

茯苓

【释名】茯灵、茯兔、松腴、不死面，抱根者名茯神。

【气味】甘、平、无毒。

【主治】

心神不定、恍惚健忘。

虚滑遗精、浊遗带下。

小便频多、滑痢不止。

痔漏、水肿尿涩。

茯苓

实体贴生肉乳黄，

单层白管细丝长。

菌核形卵皮壳厚，

孢子椭圆表面光。

长在松根深土下，

秋天挖采晾干藏。

性平甘淡归脾肾，

利水宁心能补阳。

【诗解】

1. 古方传承。

2. 茯灵。

3. 秋天挖采。

4. 归脾肾经。

5. 利水宁心。

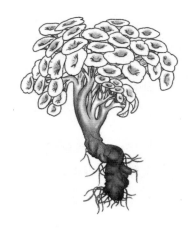

猪苓

块状菌核色淡黄，

皱纹黑褐伞形张。

合生实体中凹陷，

孢子圆滑表面光。

长在林间高树下，

春秋挖采晒干藏。

性平甘淡归脾肾，

行水祛湿能助阳。

猪苓

【释名】地乌桃。

【气味】甘、平、无毒。

【主治】

伤寒口渴、妊娠肿渴。

通身肿满、小便不利。

【诗解】

1. 古方传承。

2. 地乌桃。

3. 春秋挖采。

4. 归脾肾经。

5. 行水祛湿。

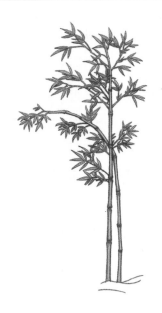

竹

木质植株四季青，

披针叶片脉平行。

开花小穗垂枝顶，

新笋拔节竹茎空。

长在庭园山谷地，

全年收采保鲜成。

性寒甘淡归心肺，

清热除烦利尿通。

竹

【气味】竹叶：（堇竹叶）苦、平、无毒；（淡竹叶）辛、平、大寒、无毒；（苦竹叶）苦、冷、无毒。

【主治】

竹叶：

上气发热、时行发黄。

牙齿出血、脱肛不收。

不儿头疮、耳疮、疥癣。

竹茹：

伤寒劳复、卵肿股痛。

妇女劳复、妇女损胎。

【诗解】

1. 古方传承。

2. 竹子。

3. 全年收采。

4. 归心肺经。

5. 清热利尿。

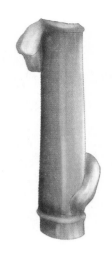

竹黄

肉座真菌三角缺,

平滑表面裂伤多。

成堆块体呈黄色,

孢子单行如列梭。

长在竹皮虫咬洞,

全年可采晒干搁。

性凉甘苦归肝胆,

活血舒经能止咳。

竹黄

【释名】竹膏。

【气味】甘、寒、无毒。

【主治】

小儿惊风发热。

【诗解】

1. 古方传承。

2. 竹膏。

3. 全年可采。

4. 归肝胆经。

5. 舒经止咳。

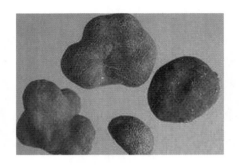

雷丸

块状菌核歪卵形，
纵纹表面黑褐棕。
透明液体蜡白色，
珍品新株能越冬。
长在病竹根下部，
秋天收采晒干成。
性寒微苦归肠胃，
清热杀虫祛恶风。

雷丸

【**释名**】雷实、雷矢、竹苓。

【**气味**】苦、寒、有小毒辣。

【**主治**】

　　　小儿出汗、有热。

【**诗解**】

1. 古方传承。

2. 竹苓。

3. 秋天收采。

4. 归肠胃经。

5. 清热杀虫。

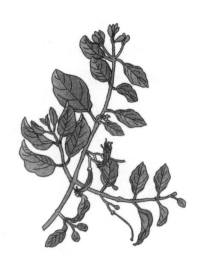

枝茎形圆具纵纹，

质坚木硬色泽深。

寄生宿主称珍品，

堪比檀香卓不群。

天地神功成造化，

冬春割采晒干身。

性平甘苦归肝肾，

养血安胎强骨筋。

桑上寄生

【释名】寄屑、寓木、宛童、鸢。

【气味】苦、平、无毒。

【主治】

膈气、胎动腹痛、毒痢脓血。

下血后元所虚乏、腰膝无力。

【诗解】

1. 古方传承。

2. 寄屑。

3. 冬春割采。

4. 归肝肾经。

5. 养血安胎。

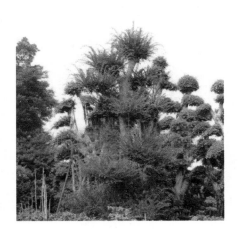

榆

榆树疙瘩乔木桩，

卵形叶片面毛光。

枝头蕊朵先开放，

翅果成熟八面扬。

长在平原山野地，

夏秋收采晒干藏。

辛平甘味无毒性，

止血消炎治外伤。

榆

【释名】零榆。白者名枌。

【气味】白皮：甘、平、滑利、无毒。

【主治】

喘不止、虚劳白浊。

小便气淋、五淋涩痛。

口渴多尿、身体突然浮肿。

头、身长疮。

【诗解】

1. 古方传承。

2. 零榆。

3. 夏秋收采。

4. 辛平味苦。

5. 止血消炎。

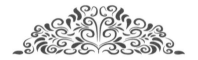

虫部

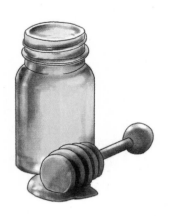

蜂蜜

【释名】蜂糖。生岩石者名石蜜、石饴、岩蜜。

【气味】甘、平、无毒。

【主治】

 大便不通、产后口渴。

 隐疹作痒、五色丹毒。

 口中生疮、龟头生疮。

 肛门生疮、热油烫烧。

 疔肿恶毒、大风癞疮。

蜂蜜

液体清莹蜜色澄，

众蜂酿造各分工。

采集花粉攀高树，

飞来飞去忙不停。

生在田园山野地，

一年三季有收成。

性平甘味入脾肺，

润燥疗伤能补中。

【诗解】

1. 古方传承。

2. 蜜蜂产蜜。

3. 归经脾肺。

4. 疗上补中。

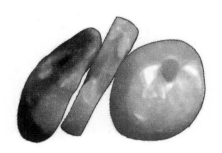

蜡质棕黄微透明，

光滑表面有油层。

冷时软脆碎颗粒，

纯净幽香水不溶。

产在田原山野地，

春秋收采化巢成。

味甘平淡入脾胃，

益气生肌下血脓。

蜜蜡

【气味】甘、微温、无毒。

【主治】

热痢及妇女产后下痢。

肺虚咳嗽、肝虚雀目。

汤火伤疮、红肿成脓。

呃逆不止、各种疮毒。

【诗解】

1. 古方传承。

2. 蜂蜡。

3. 春秋收采。

4. 归经脾胃。

5. 益气生机。

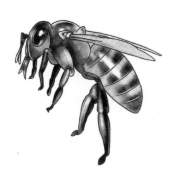

蜜蜂

山野蜂群共筑屋,

生殖孵化乐同居。

分工明确依集体,

酿蜜辛勤多付出。

长在南方岩壁缝,

幼虫入药未成熟。

性平甘味归脾胃,

通乳祛风能解毒。

蜜蜂

【释名】蜡蜂。

【气味】(蜂子)甘、平、微寒、无毒。

【主治】

大麻风。

【诗解】

1. 古方传承。

2. 马蜂幼虫。

3. 归经脾胃。

4. 祛风解毒。

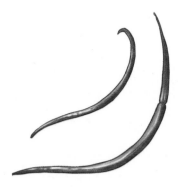

蛔虫

肠道之中生寄虫，

形如蚯蚓面微红。

儿童发病多常见，

关注流行莫放松。

入药单方成过去，

人龙寒性有功能。

多年风眼得医治，

纲目专条记载清。

蛔虫

【释名】人龙。

【气味】大寒。

【主治】

    多年风眼、一切冷瘘。

【诗解】

1. 古方传承。

2. 肠道寄生虫。

3. 治风眼病。

4. 儿童多发病。

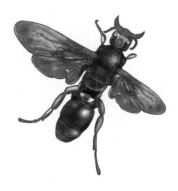

土蜂

【释名】蜚零、马蜂。

【主治】

蜘蛛咬疮、痈肿疮毒。

土蜂

个大形圆虫体长，

前头广阔细毛张。

一双触角呈黄色，

多刺粗足四翅扬。

巢筑土中居地下，

夏秋捉捕晒干藏。

辛温毒性归经肺，

止痛消痈治螫伤。

【诗解】

1. 古方传承。

2. 筑巢地下。

3. 夏秋捉捕。

4. 辛温有毒归经肺。

5. 止痛消痈。

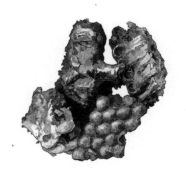

露蜂房

【释名】蜂肠、蜂窠、百穿、紫金沙。

【气味】甘、平、有毒。

【主治】

　　小儿疾、手足风痹。

　　风虫牙痛、喉痛肿痛。

　　舌上出血、吐血、鼻血。

　　崩中漏下、小儿下痢。

　　小儿咳嗽、二便不爱。

露蜂房

样式重叠宝塔呈，

圆盘灰褐状莲蓬。

蜂房腹面开风孔，

硬柱凸出纸质轻。

巢筑屋檐高树上，

全年可采晒干成。

甘平毒性入肝肺，

止痛祛风治乳痈。

【诗解】

1. 古方传承。

2. 蜂子窝。

3. 甘平有毒。

4. 归经肝肺。

5. 止痛祛风。

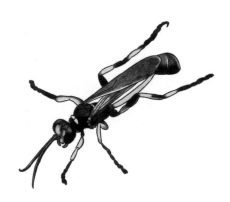

艺翁

虫体颀长头色棕，

卵形复眼似明灯。

六足褐翅黄斑点，

背板中胸黑褐莹。

巢筑地穴防漏雨，

夏秋捕捉晒干成。

辛温毒性归经肺，

止痛疗伤消肿痈。

艺翁

【释名】土蜂、细腰蜂、蜾蠃、蒲芦。

【气味】辛、平、无毒。

【主治】

久聋、咳嗽逆境。

疗鼻窒、治呕逆。

【诗解】

1. 古方传承。

2. 细腰蜂。

3. 夏秋捉捕。

4. 辛温有毒，归经肺。

5. 止痛消肿。

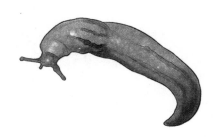

蛞蝓

【释名】陵蠡、土蜗、托胎虫、鼻涕虫、蜒蚰螺。

【气味】咸、寒、无毒。

【主治】

蜈蚣咬伤、痔热肿痛。

蛞蝓

头部前端触角灵，

雌雄同体腹圆形。

顶生小眼各一个，

黏液常留痕迹中。

生在阴凉湿润地，

夏天捉捕晒干成。

性寒咸味入肝肺，

清热通经治中风。

【诗解】

1. 古方传承。

2. 鼻涕虫。

3. 夏天捉捕。

4. 归经肝肺。

5. 清热痛经。

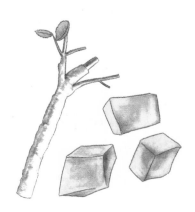

虫白蜡

虫体椭圆黑褐光，
雌雄新卵裹包囊。
灰黄腹面多尖棘，
触角七节足大长。
长在女贞白蜡树，
秋天采制晾干藏。
气温甘味无毒性，
止血生肌厚胃肠。

虫白蜡

【释名】白蜡、虫蜡、木蜡、树蜡、蜡膏。

【气味】甘、温、无毒。

【主治】

生肌止血、定痛补虚。

【诗解】

1. 古方传承。

2. 白蜡虫分泌物。

3. 秋季采制。

4. 温甘无毒。

5. 止血生肌。

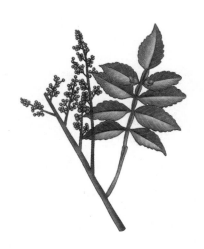

五倍子

肤木蚜虫作雀瓮，

菱形角倍面黄棕。

丝团蜡样呈白色，

肚似纺锤灰褐莹。

长在丛林山野地，

夏秋收采晒干成。

性寒酸涩归肠胃，

敛肺生津能固精。

五倍子

【释名】棓子、百药煎、百虫仓。

【气味】酸咸、涩、寒、无毒。

【主治】

敛肺降火、化痰饮。

盗汗、呕吐、失血、久痢。

止咳嗽、消肿毒、喉痹。

【诗解】

1. 古方传承。

2. 寄生盐夫木叶上的虫瘿。

3. 夏秋收采。

4. 归经肠胃。

5. 生津固精。

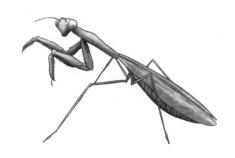

螳螂桑

卵鞘多为圆柱形，
薄膜叠起小高层。
螵蛸表面褐黄色，
室内光泽纹理清。
长在草丛邻灌木，
秋冬收采晒干成。
咸平甘味归肝肾，
通淋安神能固精。

螳螂桑

【释名】刀螂，拒斧、不过。其子房名螵蛸、蝉蛸、致神、野狐鼻涕。

【气味】（桑螵蛸）咸、甘、平、无毒。

【主治】

遗精白浊、盗汗虚劳。

小便不通、咽喉肿塞。

【诗解】

1. 古方传承。

2. 刀螂。

3. 秋冬收采。

4. 归经肝肾。

5. 安神固精。

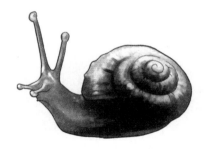

蜗牛

识路归家缓慢行，

瓜牛身体扁球形。

光滑壳面红黄褐，

色带周缘脐孔呈。

长在潮湿阴暗地，

夏秋捉捕晒干成。

性寒咸味归肠胃，

清热祛风能镇惊。

蜗牛

【释名】称俞、山蜗牛、蜗蠃、蜓
蚰蠃、土牛儿。

【气味】咸、寒、有小毒。

【主治】

　　小便不通、痔疮肿痛。

　　背疮初起、瘰疬末溃。

　　瘰疬已溃、喉痹肿塞。

　　赤白翳膜、鼻血不止。

【诗解】

1. 古方传承。

2. 山蜗牛。

3. 夏秋捉捕。

4. 归经肠胃。

5. 祛风镇惊。

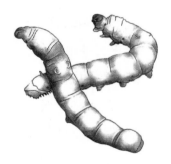

蚕

表面灰黄形柱圆，

体节明显尾端尖。

平坦断面呈白色，

孢子分生丝腺环。

养在农家蚕茧场，

春秋收采燥鲜干。

辛平咸味归肝肺，

止痛息风能化痰。

蚕

【释名】自死干名白僵蚕。

【气味】咸、辛、平、无毒。

【主治】

小儿惊风、喉风喉痹。

风痰喘嗽、夜不能卧。

偏正头风、两穴太阳痛。

突然头痛、风虫牙痛。

疟疾不止、腹内龟病。

脸上黑斑、隐疹风疮。

【诗解】

1. 古方传承。

2. 自死僵蚕。

3. 春秋收采。

4. 归经肝肺。

5. 息风化痰。

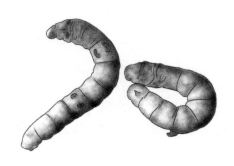

原蚕

小粒颗颗短柱形，

灰黑表面浅纹呈。

质坚硬脆遇潮散，

草气微微出六棱。

产在农家蚕茧场，

夏天收采晒干成。

辛温甘味入肝胃，

消渴除湿治血崩。

原蚕

【释名】晚蚕、魏蚕、夏蚕、热蚕。

【气味】原蚕沙：甘、辛、温、无毒。

雄原蚕蛾：咸、温、有小毒。

【主治】

> 雄原蚕蛾：
>
> 阳萎、遗精白浊。
>
> 血淋疼痛、止血生肌。
>
> 原蚕沙：
>
> 半身不遂、消渴饮水。
>
> 妇女血崩、月经久闭。

【诗解】

1. 古方传承。

2. 夏蚕，蚕蛾。

3. 夏天收采。

4. 归经肝胃。

5. 消渴除湿。

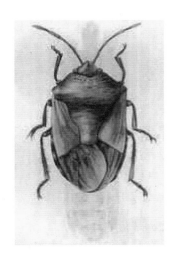

九香虫

虫体椭圆黑紫光，
突出复眼像铃铛。
对生翅膀棕红色，
腹板前缘臭孔张。
身隐越冬石缝隙，
春秋捉捕晒干藏。
性温咸味入肝肾，
理气温中能助阳。

九香虫

【释名】黑兜虫。

【气味】咸、温、无毒。

【主治】

　　膈脘滞气、脾肾亏损。

【诗解】

1. 古方传承。

2. 黑兜虫。

3. 春秋捉捕。

4. 归经肝肾。

5. 温中助阳。

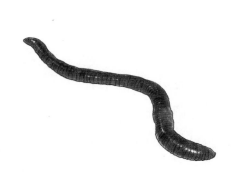

蚯蚓

【释名】蛾蚓、蚼闰、坚蚕、阮善。

【气味】咸寒、无毒。

【主治】

伤寒热结、诸疟烦热、

小便不通、老人尿闭。

小儿急惊、小儿慢惊。

小儿阴囊肿大。

手足肿痛欲断。

风热头痛、偏正头痛。

蚯蚓

虫体多节圆柱形，

触角退化土中行。

毛圈背部紫灰色，

短管微弯宜受精。

长在阴凉湿润地，

夏秋收采晒干成。

性寒咸味入脾肺，

清热平肝通络经。

【诗解】

1. 古方传承。

2. 蛾蚓。

3. 夏秋收采。

4. 归经脾肺。

5. 清热平肝。

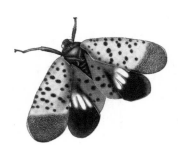

樗鸡

虫体头狭黑眼眶，

触须弯曲象鼻长。

花斑翅膀分前后，

腹背常披白粉霜。

长在樗榆槐树上，

夏秋收采晒干藏。

辛平味苦有毒性，

活血通经能壮阳。

樗鸡

【释名】红娘子、灰花蛾。

【气味】苦、平、有小毒。

【主治】

子宫虚寒、月经不调。

瘰疬结核、横痃便毒。

【诗解】

1. 古方传承。

2. 灰花蛾。

3. 夏秋收采。

4. 辛平苦有毒。

5. 通经壮阳。

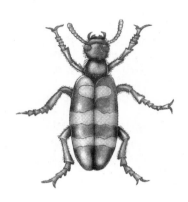

斑蝥

【释名】斑猫、螌虫、龙蚝、斑蚝。

【气味】辛、寒、有毒。

【主治】

瘰疬不消、痈疽拔脓。

疔肿拔根、积年癣疮。

疣痔黑子、妊娠胎死。

斑蝥

大个南斑虫体长，

乌黑胸腹六足张。

一双触角已脱落，

鞘翅横纹颜色黄。

长在丘陵荒漠地，

夏秋捉捕晒干藏。

大毒辛味归肝肾，

破血逐瘀治恶疮。

【诗解】

1. 古方传承。

2. 螌虫。

3. 夏秋捉捕。

4. 味辛大毒。

5. 归经肝胃。

6. 破血逐淤。

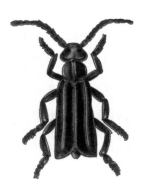

芫青

【释名】青娘子。

【气味】辛、微温、有毒。

【主治】

疝气、利小便。

水有瘰疬、下痰结。

治耳聋目翳、制犬伤毒。

芫青

虫体头呈三角形，

突出小眼放光明。

背生鞘翅色泽美，

胸腹多节颜绿青。

长在豆科植物上，

春天捉捕晒干成。

性温辛辣归肝肺，

逐水攻毒治闭经。

【诗解】

1. 古方传承。

2. 青娘子。

3. 春天捉捕。

4. 归经肝肺。

5. 逐水攻毒。

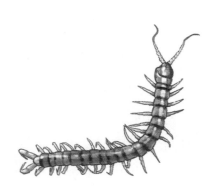

蜈蚣

百脚长虫形扁平，

头节躯干共组成。

前端触角生一对，

背板泽光色暗红。

长在草丛湿暖地，

宜于春夏采原虫。

微温辛味有毒性，

镇痉祛风通络经。

蜈蚣

【**释名**】蒺藜、蛆、天龙。

【**气味**】辛、温、有毒。

【**主治**】

小儿撮口、小儿急惊。

天吊惊风、破伤风。

口眼歪斜、口内麻木。

蝮蛇螫伤、天蛇头疮。

丹毒瘤肿、瘰疬溃疮。

耳出脓、小儿秃疮。

【**诗解**】

1. 古方传承。

2. 无龙。

3. 春夏收采。

4. 辛温有毒。

5. 祛风镇痉。

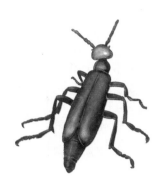

葛上亭长

头赤身黑腹面青，

肾形复眼灿光莹。

细长鞘翅如圆柱，

三对长足毛密生。

长在野坡食豆叶，

夏秋捉捕晒干成。

微温辛味有毒性，

通血逐瘀治闭经。

葛上亭长

【释名】亭长、豆蚝、豆斑蝥、红娘、
鸡冠虫。

【气味】辛、微温、有毒。

【主治】

通血闭、症块。

鬼胎、余功同斑蝥。

【诗解】

1. 古方传承。

2. 豆蚝。

3. 夏秋捉捕。

4. 辛温有毒。

5. 通血逐瘀。

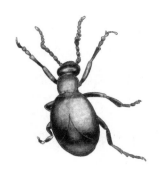

地胆

全体黑蓝带紫光，

一双触角细尖长。

前胸背板如圆柱，

鞘翅生斑赤尾张。

长在草丛荒野地，

夏秋捉捕晒干藏。

大毒辛味归经肺，

消症逐瘀治恶疮。

地胆

【释名】芫青、青虹。

【气味】辛、寒、有毒。

【主治】

　　宣拔瘰疬、治疝积疼痛。

【诗解】

1. 古方传承。

2. 青虹。

3. 夏秋捉捕。

4. 味辛大毒，归经肺。

5. 消症逐瘀。

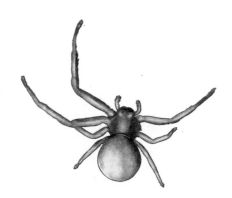

蜘蛛

虫体椭圆腹褐黄，

头胸平扁眼八张。

步足多刺生环带，

尻大毛白织网忙。

长在屋檐墙角处，

夏秋捉捕晒干藏。

微寒甘苦有毒性，

消肿祛风治恶疮。

蜘蛛

【释名】次蟗、蛛蝥。

【气味】微寒、有小毒。

【主治】

婴儿口噤、不能吮乳。

泄痢脱肛、颏下结核。

瘰疬结核、疔肿拔根。

虫、蛇、蜈蚣等咬伤。

【诗解】

1. 古方传承。

2. 蛛蝥。

3. 夏秋捉捕。

4. 甘苦有毒。

5. 消肿祛风。

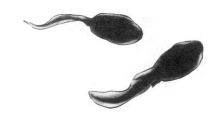

蝌蚪

蝌蚪头黑圆体光，

始出有尾扁平长。

生足渐大青蛙子，

结队成群乐涝汪。

长在湖边临浅水，

春天捞取晒干藏。

微寒甘味无毒性，

清热除瘟治烫伤。

蝌蚪

【释名】活师、活东、玄鱼、悬针、水仙子、蛤蟆台。

【主治】

热疮、疥疮、染须发。

【诗解】

1. 古方传承。

2. 蛤蟆台。

3. 春天捞取。

4. 甘寒无毒。

5. 清热除瘟。

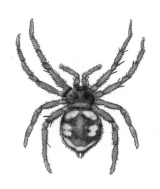

壁钱

虫体头胸心脏形，
吮吸小口项边呈。
卵圆腹部多黑点，
膨大肢节知性雄。
长在老宅墙壁处，
全年可采晒干成。
性凉咸苦归肝肺，
清热排毒能定惊。

壁钱

【释名】壁镜。

【气味】无毒。

【主治】

喉痹乳蛾、小儿呕逆。
疮口不收、虫牙疼痛。

【诗解】

1. 古方传承。

2. 壁镜。

3. 全年可采。

4. 归经肝肺。

5. 排毒定惊。

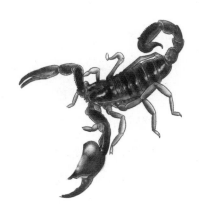

蝎

前腹头胸呈扁平，

尾巴翘起现原形。

大钳一对伸长螯，

毒刺高悬背甲青。

长在向阳荒野地，

春秋捉捕晾干成。

辛温甘味有毒性，

镇痉息风通络经。

蝎

【释名】主簿虫、杜白、虿尾虫。

【气味】甘、辛、平、有毒。

【主治】

　　　小儿脐风、慢脾惊风。

　　　天钓惊风、翻眼向上。

　　　风淫湿痹、肾气冷痛。

　　　小肠疝气、肾虚耳聋。

　　　脓耳疼痛、偏正头风。

　　　风牙疼痛、肠风下血。

【诗解】

1. 古方传承。

2. 虿尾虫。

3. 春秋捉捕。

4. 辛温有毒。

5. 镇痉息风。

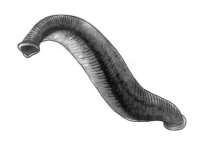

水蛭

虫体纺锤形扁平，

黑棕背部纵纹呈。

吹盘腹面灰黄色，

胶质黏滑微气腥。

长在稻田深水处，

夏秋捉捕晒干成。

咸平味苦无毒性，

破血通经治中风。

水蛭

【释名】至掌。大者名马蜞、马蛭、马蟥、马鳖。

【气味】咸、苦、平、有毒。

【主治】

产后血晕、跌打损伤。

坠跌内伤、红白毒肿。

【诗解】

1. 古方传承。

2. 马蟥。

3. 夏秋捉捕。

4. 咸平无毒。

5. 破血通经。

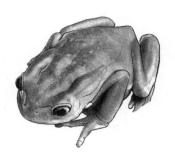

蛙

大眼突出口阔方，
头呈三角鼓声囊。
全身基色黄灰绿，
腹面光滑肢短长。
长在池塘临水地，
春天夏季可收藏。
性凉甘味归肠胃，
利水清毒治热疮。

蛙

【释名】长股、田鸡、青鸡、坐鱼、
蛤鱼。

【气味】甘、寒、无毒。

【主治】

水肿、水蛊腹在。

毒痢噤口、诸痔疼痛。

恶疮如眼。

【诗解】

1. 古方传承。

2. 田鸡。

3. 春夏收采。

4. 归经肠胃。

5. 利水清毒。

蛆

虫体中空略扁长，

尾尖头小没足纲。

透明腹部黄白色，

古代医疗入药方。

长在便池污水处，

宜于春夏采集藏。

甘寒咸味入脾胃，

清热消食治烂疮。

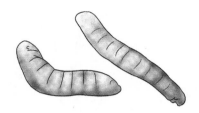

蛆

【释名】蛆是蝇的幼虫。

【气味】寒、无毒。

【主治】

　　一切疳疾、小儿痞积。

【诗解】

1. 古方传承。

2. 苍蝇幼虫。

3. 春夏采集。

4. 归经脾胃。

5. 清热消食。

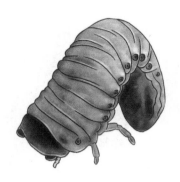

蛴螬

【释名】 地蚕、乳齐、应条。

【气味】 咸、微温、有毒。

【主治】

　　小儿脐疮、小儿唇紧。

　　丹毒、痈疽痔漏。

　　断酒不饮、目中翳障。

蛴螬

虫体弯弯圆柱形，

全身表面褐黄棕。

足生三对细而短，

鞘翅节端尖齿呈。

长在田间湿土地，

春秋收采晒干成。

微温咸味有毒性，

止痛除瘀治痛风。

【诗解】

1. 古方传承。

2. 地蚕。

3. 春秋收采。

4. 温咸有毒。

5. 止痛除瘀。

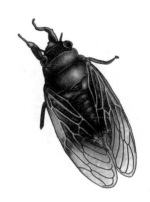

蚱蝉

虫体长圆黑色呈，

球形复眼褐黄莹。

透明翅膀露筋脉，

鸣器发声腹部中。

栖在榆杨槐柳树，

夏秋收采晒干成。

性寒咸味归肝肺，

清热熄风能镇惊。

蚱蝉

【释名】调、齐女。

【气味】咸、甘、寒、无毒。

【主治】

　　百日发惊、破伤风病。

【诗解】

1. 古方传承。

2. 齐女，半翅昆虫。

3. 夏秋收采。

4. 归经肝肺。

5. 熄风镇惊。

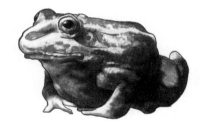

蛤蟆

大眼突出头顶光，

瘰疣口阔满身脏。

花斑腹面乳黄色，

粗壮前肢趾扁长。

穴在泥中深水下，

夏秋捉捕晒干藏。

微毒辛味归心肺，

破疟杀虫治恶疮。

蛤蟆

【**释名**】惊蟆。

【**气味**】辛、寒、有毒。

【**主治**】

　　风热邪病、头上软疖。

【**诗解**】

1. 古方传承。

2. 惊蟆。

3. 夏秋捉捕。

4. 味辛微毒。

5. 归经心肺。

6. 破疟杀虫。

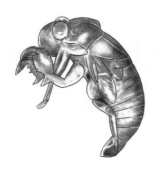

蝉蜕

虫体颜黑有亮光，

大形复眼刺吸长。

透明翅膀成双对，

鸣器发声传远方。

长在槐榆杨柳树，

夏秋收采晒干藏。

性寒甘味归肝肺，

明目祛风治瘙痒。

蝉蜕

【释名】蝉壳、枯蝉、腹、金牛儿。

【气味】咸、甘、寒、无毒。

【主治】

　　　　小儿夜啼、小儿天吊。

　　　　破伤风病、皮肤风痒。

　　　　痘后目翳、耳出脓。

　　　　小儿阴肿、疔疮毒肿。

【诗解】

1. 古方传承。

2. 蝉壳。

3. 夏秋收采。

4. 归经肝肺。

5. 明目祛风。

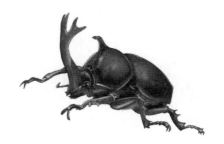

蜣螂

虫体圆形黑褐光，

前胸背板角突张。

黄棕后翅薄膜质，

三对天足坚硬强。

长在草原推马粪，

秋天收采晒干藏。

寒毒咸味归肝胃，

通便祛瘀治恶疮。

蜣螂

【释名】推丸，推车客、黑牛儿，
铁甲将军、夜游将军。

【气味】咸、寒、有毒。

【主治】

小儿惊风、小儿疳疾。

小儿重舌、赤白痢。

大肠蜕肛、小便血淋。

痔泥土出水、疔肿恶疮。

【诗解】

1. 古方传承。

2. 屎壳螂。

3. 秋天收采。

4. 味咸寒毒。

5. 归经肝肺。

6. 通便祛痰。

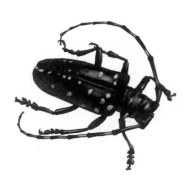

天牛

【释名】天水牛、八角儿。一角者名独角仙。

【气味】有毒。

【主治】

　　疟疾寒热、小儿急惊。

天牛

活体天牛触角扬，

一身黑色面泽光。

翅端内外刺突起，

大腿灰白足细长。

栖在桑榆杨柳树，

夏秋收采晒干藏。

味甘毒性能活血，

止痛通经消肿疮。

【诗解】

1. 古方传承。

2. 天水牛。

3. 夏秋收采。

4. 味甘有毒。

5. 消肿通经。

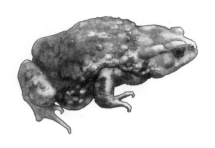

蟾蜍

全体皮肤粗糙脏，

平滑头顶吻棱长。

雌雄背面黑黄绿，

大眼突出鼻孔张。

泥土穴居沉水底，

夏秋收采晒干藏。

微毒辛味归心肺，

定痛杀虫治恶疮。

蟾蜍

【**释名**】促秋、秋施、菊促、苦龙、
何皮、癞蛤蟆。

【**气味**】甘、辛、温、有毒。

【**主治**】

腹中冷癖、小儿疳积。

五疳八痢、小儿口疮。

一切湿疮、小儿癣疮。

附骨坏疮、肿毒初起。

破伤风病、折伤接骨。

【**诗解**】

1. 古方传承。

2. 癞蛤蟆。

3. 夏秋收采。

4. 味辛微毒，归经辛肺。

5. 定痛杀虫。

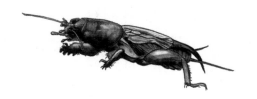

蝼蛄

虫体圆形触角生，

全身暗褐软毛莹。

透明翅膀淡黄色，

口器发达扁齿灵。

栖在潮湿温暖土，

夏秋捉捕晒干成。

性寒咸味入肠胃，

消肿排毒利尿通。

蝼蛄

【释名】蟪蛄、天蝼、蝼蝈、仙姑、
石鼠、梧鼠、土狗。

【气味】咸、寒、无毒。

【主治】

　　水肿病、大腹水肿。

　　鼻消水、石淋用痛。

　　大小便不通、胞衣不下。

【诗解】

1. 古方传承。

2. 天蝼。

3. 夏秋捉捕。

4. 归经肠胃。

5. 消肿利尿。

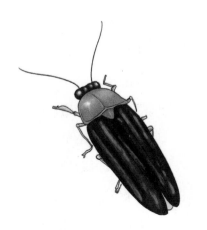

萤火

荧火宵行狭体长，

腹节后尾会发光。

鞭形触角呈黑褐，

翅膀重叠色暗黄。

栖在水边荒草地，

夏秋捉捕晒干藏。

微温辛味归肝肺，

明目排毒治创伤。

萤火

【释名】夜光、熠、景天、救火，
据火、挟火。

【气味】辛、微温、无毒。

【主治】

明目、疗青盲。

治小儿火疮伤等。

【诗解】

1. 古方传承。

2. 夜光。

3. 夏秋捉捕。

4. 归经捉捕。

5. 明目排毒。

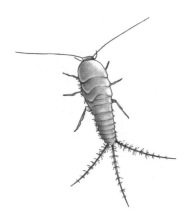

衣鱼

虫体银灰复眼睁，

细长触角若丝绳。

气门一对无双翅，

口器开张须尾呈。

生在潮湿黑暗处，

全年收采晾干成。

气温咸味无毒性，

明目祛风主淋通。

衣鱼

【释名】白鱼、壁鱼、蠹鱼。

【气味】咸、温、无毒。

【主治】

小儿天吊、小儿疾。

目中浮翳、小便不通。

【诗解】

1. 古方传承。

2. 白鱼。

3. 全年收采。

4. 气温味咸。

5. 明目祛风。

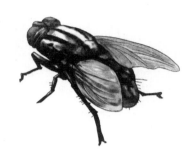

蜚虻

虫体灰黑触角红,

透明翅脉色黄棕。

五条纵带亮胸部,

背板花斑大块呈。

长在林间荒草地,

夏秋捉捕晒干成。

微寒味苦有毒性,

破血通经消肿痈。

蜚虻

【**释名**】虻虫。

【**气味**】苦、微寒、有毒。

【**主治**】

蛇螫血出、因病去胎。

【**诗解**】

1. 古方传承。

2. 虻虫。

3. 夏秋捉捕。

4. 味苦有毒。

5. 破血通经。

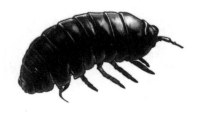

鼠妇

卷甲椭圆多体节，

全身表面有光泽。

两双触角呈鞭状，

扁尾齐平肢嵌合。

长在潮湿阴暗处，

春秋捉捕晒干搁。

咸酸凉性归肝肾，

止痛通经消症结。

鼠妇

【释名】鼠负、负蟠、鼠姑、鼠粘、
湿生虫、地鸡、地虱。

【气味】酸、温、无毒。

【主治】

产妇尿秘、撮口脐风。

【诗解】

1. 古方传承。

2. 地虱。

3. 春秋捉捕。

4. 归经肝肾。

5. 止痛通经。

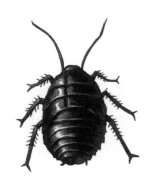

蔗虫

虫体圆形黑盖光，

胸足生刺细毛长。

雌雄腹面深棕色，

触角如丝纤翅张。

长在阴湿松土地，

夏天捉捕晒干藏。

微寒咸味有毒性，

活血通经治损伤。

蔗虫

【释名】地鳖、土鳖、过街。

【气味】咸、寒、有毒。

【主治】

产后腹痛、木舌肿强。

【诗解】

1. 古方传承。

2. 土鳖。

3. 夏天捉捕。

4. 味咸有毒。

5. 活血通经。

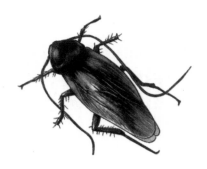

蜚蠊

虫体椭圆红褐光，

小头大翅扁足长。

一双触角呈鞭状，

腹眼发达胸盾黄。

生在暖温家室内，

夜间捉捕晒干藏。

性寒咸味入脾肾，

解热祛风消肿疡。

蜚蠊

【释名】石姜、负盘、滑虫、茶婆虫、香娘子。

【气味】咸、寒、有毒。

【主治】

瘀血、症坚、寒热。

下气、利血脉。

【诗解】

1. 古方传承。

2. 茶婆子。

3. 夜间捉捕。

4. 归经脾肾。

5. 解热祛风。

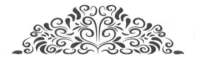

鳞部

龙

磷钙结晶状六方，

生成小棒带油光。

脆酥实体灰白色，

骨质疏松无硬刚。

长在荒原黄土下，

采集入药裹包藏。

性平甘涩归心肾，

收敛安神治溃疡。

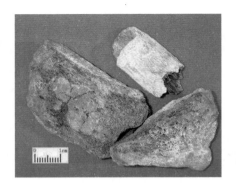

龙

【释名】龙骨［按本草所称的龙骨，实为古代多种哺乳动物（包括象、犀牛、马、骆驼、羚羊等）的骨胳化石］。

【气味】龙骨：甘、平、无毒。龙齿：涩、凉、无毒。

【主治】

龙骨：

健忘、梦遗、暖精益阳。

星即泄精、遗尿淋漓。

泄泻不止、老疟不止。

热病下痢、休息痢。

【诗解】

1. 古方传承。

2. 动物骨骼化石。

3. 归经心肾。

4. 安神收敛。

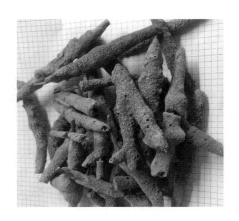

吊

吉吊归属本草纲,

传说龙蛋入良方。

图经记载释详细,

只是如今不见藏。

生在泰泽深水岸,

采集入药久存长。

甘温气味无毒性,

消肿除湿能壮阳。

吊

【释名】吉吊。精名紫梢花。

【气味】（紫梢花）甘、温、无毒。

【主治】

　　阳萎、阴痒生疮。

【诗解】

1. 古方传承。

2. 传说中恐龙蛋。

3. 甘温无毒。

4. 除湿壮阳。

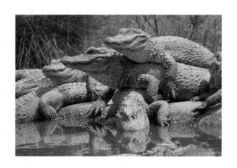

鳄鱼

大鳄归属本草纲，

四肢粗短尾巴长。

牙尖头扁性凶猛，

通体灰黄血口张。

长在沼泽深水处，

采集入药保鲜藏。

消炎止痛通经络，

滋补祛湿止喘康。

鳄鱼

【释名】土龙。

【气味】（鳄鱼甲）酸、微温、有毒。

【主治】

心腹症瘕、瘰疬瘘疮。

【诗解】

1. 古方传承。

2. 土龙。

3. 生长在沼泽。

4. 消炎通经止喘。

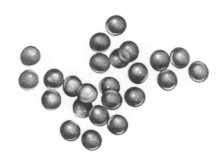

鱼子

【主治】

　　一切多年障翳、赤肿疼痛。

鱼子

此物归属本草纲，

书中鳞部记端详。

青鱼鲫鲤产活籽，

土法医疗传古方。

春夏生于湍水里，

采集入药晒干藏。

眼睛障翳能施治，

炮制新鲜效力强。

【诗解】

1. 古方传承。

2. 青鱼鲫鱼产活子。

3. 夏春季采集。

4. 治眼睛障翳。

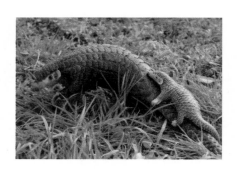

鲮鲤

【释名】 龙鲤、穿山甲、石鲮鱼。

【气味】 咸、微寒、有毒。

【主治】

中风瘫痪、手足不举。

热疟、下痢里急。

肠痔、气痔、出脓血。

妇女阴肿、三角昭卵块。

肿毒初起、便毒便痈。

瘰疬溃烂、耳出脓。

鲮鲤

小耳长舌尾扁平，

五趾锐爪露尖锋。

全身鳞片呈灰褐，

龙骨突出毛色棕。

长在潮湿山野地，

采集入药保鲜成。

甘温涩味有毒性，

行血杀虫通痹经。

【诗解】

1. 古方传承。

2. 系穿山甲。

3. 甘涩有毒。

4. 行血杀虫痛痹。

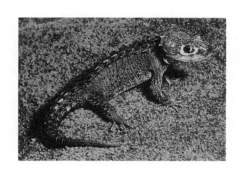

石龙子

通体多鳞斑点生，

尖头长尾易爬行。

鼓膜深陷背灰色，

四种石龙各不同。

长在平原荒草地，

采集入药晒干成。

微寒咸味小毒性，

下血祛邪利尿通。

石龙子

【释名】山龙子、泉龙、石蝎、晰蝎、
猪婆蛇、守宫。

【气味】咸、寒、有小毒。

【主治】

　　　小儿阴肿、诸瘘不愈。

【诗解】

1. 古方传承。

2. 四角蛇。

3. 咸寒有毒。

4. 破结行水。

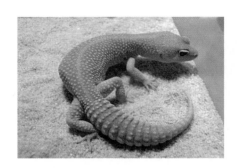

守宫

壁虎多疣身扁平，

尾长头大善爬行。

指间钩爪能攀附，

背部黑斑可隐形。

生在壁墙僻隐处，

采集入药晒干成。

咸寒辛味有毒性，

消肿祛风能定惊。

守宫

【释名】壁宫、壁虎、蝎虎、蜓。

【气味】咸、寒、小有毒。

【主治】

　　　小儿撮口、瘫痪疼痛。

　　　关节风痛、破伤中风。

　　　疬风成癞、瘰疬初起。

　　　篾只成块、小儿疳疾。

　　　的胃隔气、痈疮疼痛。

【诗解】

1. 古方传承。

2. 壁虎。

3. 咸寒小毒。

4. 治痈疮疼痛，镇惊。

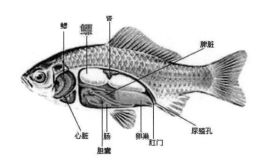

鳔

空泡白脬称鳔囊，

熬胶黏物固坚强。

海中石首最多见，

角质光泽色淡黄。

长在诸鱼身体内，

采集入药晒干藏。

性平甘味归经肾，

滋养消瘀治创伤。

鳔

【气味】鳔：甘、平、无毒。鳔胶：甘、咸、平、无毒。

【主治】

　　鳔：

　　止伤血出不止。

　　鳔胶：

　　难产、产后抽搐。

　　产后血晕、经血逆行。

　　破伤风抽筋、呕不止。

【诗解】

1. 古方传承。

2. 鱼鳔。

3. 甘咸无毒。

4. 止血治折伤。

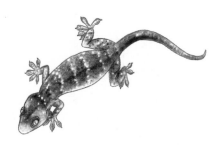

蛤蚧

大眼突出小齿刚，

头呈三角尾巴长。

椭圆腹背银灰色，

足有吸盘鳞放光。

长在山岩石缝内，

采集入药晒干藏。

性平咸味归经肺，

益肾温中能助阳。

蛤蚧

【释名】蛤蟹、仙蟾。

【气味】咸、平、有小毒。

【主治】

久嗽肺痈、喘嗽脸肿。

【诗解】

1. 古方传承。

2. 野生仙蟾。

3. 咸平小毒。

4. 治咳嗽肺肿。

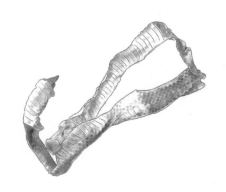

蛇蜕

蛇蜕皮薄半透明，

四菱鳞片亮光莹。

质轻易碎柔滑润，

背侧银灰圆筒形。

长在湖泽山岭地，

采集入药晒干成。

甘平咸味有毒性，

消肿祛风能定惊。

蛇蜕

【释名】蛇皮、蛇壳、龙退、龙子衣、龙子皮、弓皮、蛇符、蛇筋。

【气味】咸、甘、平、无毒。

【主治】

喉痹肿痛、小儿重舌。

缠喉风疾、呼吸困难。

小儿口紧、目生翳膜。

石痈无脓、坚硬如石。

恶疮似癞、年久不愈。

【诗解】

1. 古方传承。

2. 蛇皮。

3. 咸甘无毒。

4. 祛风消肿治白癜风。

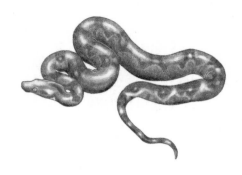

蚺蛇

蛇蟒花斑躯体长，

平滑鳞片面泽光。

尾巴腹背黄白色，

热带生活夜里忙。

长在丛林山野地，

采集入药晒干藏。

性温甘味主风痹，

活络杀虫治恶疮。

蚺蛇

【释名】南蛇、埋头蛇。

【气味】甘、苦寒、有小毒。

【主治】

小儿疳痢、痔疮肿痛。

诸同瘫痪、筋挛骨痛。

疬风疥癣、狂犬咬伤。

【诗解】

1. 古方传承。

2. 埋头蛇。

3. 甘苦有毒。

4. 消肿痛治狂犬咬伤。

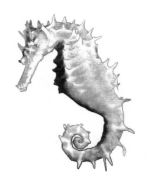

海马

小口无牙身扁长，

马头突起色白黄。

七棱躯干尾巴卷，

两眼深深骨硬刚。

长在内湾栖海藻，

采集入药晒干藏。

温平甘味归肝肾，

活血消积能壮阳。

海马

【释名】水马。

【气味】甘、温、平、无毒。

【主治】

多年症块、疔疮、恶疮。

【诗解】

1. 古方传承。

2. 水马。

3. 甘温无毒。

4. 治疗疮恶疮。

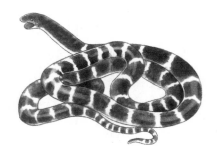

白花蛇

头大如梨三角形，
尾端尖锐亮鳞呈。
身躯体背色灰褐，
腹面黄白模样凶。
长在林间岩洞内，
采集入药晒干成。
甘温咸味有毒性，
透骨祛风能定惊。

白花蛇

【释名】蕲蛇、褰鼻蛇。

【气味】（肉）甘、咸、温、有毒。

【主治】

风瘫、疬风、疥癣。

大订风及一切风疮。

【诗解】

1. 古方传承。

2. 蕲蛇。

3. 甘咸有毒。

4. 治风瘫疬风疥癣。

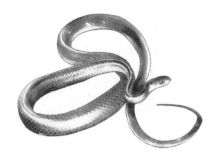

乌蛇

头颈相连不显明，

通身鳞片灿光莹。

额鼻细尾青灰褐，

剑脊黄白大眼睛。

长在丘陵荒草地，

采集入药晒干成。

小毒甘味归脾肺，

明目祛湿治热风。

乌蛇

【释名】乌梢蛇、黑花蛇。

【气味】（肉）甘、平、无毒。

【主治】

大麻风、紫白癜风。

婴儿撮口、不能吸乳。

破伤中风、木舌胀塞。

【诗解】

1. 古方传承。

2. 黑花蛇。

3. 甘平无毒。

4. 治大麻风、紫白癜风。

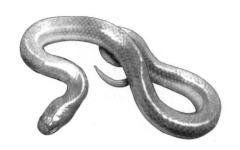

水蛇

头颈中间纵线连，

体鳞外侧亮黑斑。

眼前背面青灰色，

腹尾橙黄赤链宽。

长在沼泽湿水地，

采集入药保新鲜。

性寒甘味归肝胃，

清火滋阴祛热烦。

水蛇

【释名】公蛎蛇。

【气味】(肉)甘、大中型、寒、无毒。

【主治】

消渴烦热、小儿骨疮。

【诗解】

1. 古方传承。

2. 公蛎蛇。

3. 甘寒无毒。

4. 消渴解烦。

虾

剑额突出触角长，

步足钳爪特别强。

分节腹甲能弯曲，

鳍尾边缘尖刺刚。

长在海河栖水岸，

采集入药晒干藏。

性温甘味入肝肾，

通乳托毒可壮阳。

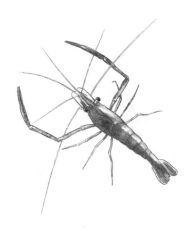

虾

【气味】甘、温、有小毒。

【主治】

鳖瘕疼痛、补肾兴阳。

【诗解】

1. 古方传承。

2. 属节肢动物甲壳类。

3. 甘温小毒。

4. 补肾壮阴。

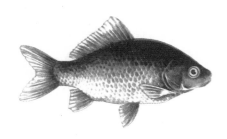

鲤鱼

赤尾金鳞鳍背隆，

口圆唇厚马蹄形。

触须吻钝双腮阔，

锯齿边缘硬刺生。

长在江河栖水底，

采集入药保鲜成。

性平甘味入脾肾，

消肿安胎利尿通。

鲤鱼

【气味】肉：甘、平、无毒。胆：苦、寒、无毒。

【主治】

　　肉：

　　水肿、妊娠水肿。

　　胎动不安、乳汁不通。

　　咳嗽气喘、一切肿毒。

　　胆：

　　小儿咽肿、痹痛。

　　睛上生晕、赤眼肿痛

【诗解】

1. 古方传承。

2. 野生鲤鱼。

3. 肉甘胆苦无毒。

4. 消肿治阴痿。

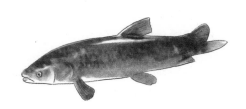

青鱼

头部前宽无腹棱，

臀圆吻钝口弧形。

身躯向后渐侧扁，

体背胸鳍鳞色青。

长在江湖栖淡水，

采集入药保鲜成。

性平甘味能明目，

益气滋阴宜补中。

青鱼

【气味】肉：甘、平、无毒。胆：苦、寒、无毒。

【主治】

　　乳蛾喉痹、赤目障翳。

【诗解】

1. 古方传承。

2. 鲤科鱼类。

3. 肉甘胆苦无毒。

4. 治赤目障翳。

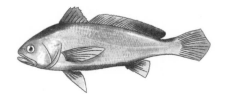

石首鱼

头大多鳍体扁呈，

口宽吻钝尾楔形。

身披鳞片金黄褐，

鱼鳔分枝唇色红。

长在海中温暖带，

采集入药晒干成。

性平甘味归脾胃，

补肾安神益气行。

石首鱼

【释名】石头鱼、江鱼、黄花鱼。

【气味】（肉）甘、平、无毒。

【主治】

　　开胃益气、水有积食。

　　蜈蚣咬伤、耳出脓。

【诗解】

1. 古方传承。

2. 黄花鱼。

3. 肉甘平无毒。

4. 益气消积。

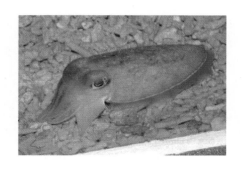

曲贼鱼

头短薄边身扁长，

吸盘触腕茎伸扬。

花斑胴背紫棕色，

漏斗连接贮墨囊。

生长栖息于海底，

采集入药晒干藏。

性温咸涩入肝肾，

养血通经能敛疮。

曲贼鱼

【释名】墨鱼、缆鱼，干者名鲞。
骨名海螵蛸。

【气味】肉：酸、平、无毒。骨：咸、
微温、无毒辣。

【主治】

肉：

益气强国志通月经。

骨：

赤白目翳、夜盲。

疳眼流泪、耳底出脓。

疔疮恶肿、小便血淋。

【诗解】

1. 古方传承。

2. 墨鱼。

3. 肉酸骨咸。

4. 益气消肿。

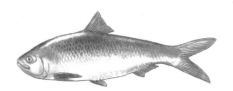

鲥鱼

形秀如银身扁薄，

黏滑鳞片闪光泽。

尾鳍体背灰黑色，

鱼肉新鲜细刺多。

生长回游江海水，

采集入药晒干搁。

性平甘味归脾肺，

消肿温中治久咳。

鲥鱼

【气味】（肉）甘、平、无毒。

【主治】

　　补虚劳。

【诗解】

1. 古方传承。

2. 海鱼。

3. 甘平无毒。

4. 补劳虚，治烫伤。

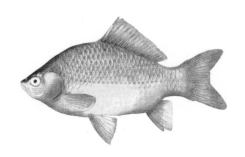

鲫鱼

体扁无须腮细长，

腹圆头小尾鳍扬。

全身鳞片银灰色，

臀背黏滑硬刺刚。

长在河湖栖淡水，

采集入药保鲜藏。

性平甘味归脾胃，

活血消积治溃疡。

鲫鱼

【释名】鲋鱼。

【气味】（肉）甘、温、无毒。

【主治】

　　脾胃虚冷、突患水肿。

　　消渴饮水、肠风下血。

　　肠痔滴血、反胃吐食。

　　膈气吐食、小肠疝气。

　　妊娠感寒、妇女血崩。

【诗解】

1. 古方传承。

2. 鲋鱼。

3. 甘温无毒。

4. 治脾胃虚冷，过渴消肿。

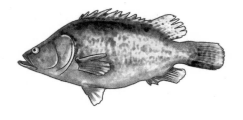

鳜鱼

腹部灰白体扁形，
背鳍隆起橄榄峰。
全身鳞片黄棕色，
大口黑纹斑点呈。
长在江湖深水处，
采集入药晒干成。
性平甘味归脾胃，
益气祛风杀腹虫。

鳜鱼

【释名】计鱼、石桂鱼、水豚。

【气味】（肉）甘、平、无毒。

【主治】

　　补虚劳、益脾胃。

【诗解】

1. 古方传承。

2. 石桂鱼。

3. 甘平无毒。

4. 补方虚，益脾胃。

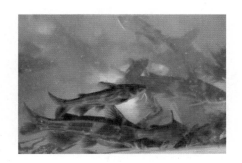

黄颡鱼

腹面宽直尾细长，

钝圆短吻大头张。

鼻须小眼相接近，

硬棘鳍条体色黄。

长在江湖深水底，

采集入药保鲜藏。

性平甘味归经肾，

利水祛风能敛疮。

黄颡鱼

【释名】黄平面鱼，央轧。

【气味】甘、平、微毒。

【主治】

　　　水肿、瘰疬溃坏。

【诗解】

1. 古方传承。

2. 央轧鱼、八须鱼。

3. 甘平微毒。

4. 消肿祛疬。

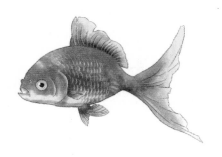

金鱼

变种鲫鱼体异形，

眼球膨大尾双擎，

平头圆腹身粗短，

鳞色斑斓七彩呈。

饲养鱼缸供鉴赏，

采集入药焙干成。

性寒咸苦归经肺，

解热消咳利尿通。

金鱼

【气味】（肉）甘、咸、平、无毒。

【主治】

久痢噤口。

【诗解】

1. 古方传承。

2. 养殖观赏鱼。

3. 甘咸无毒。

4. 治久痢噤口。

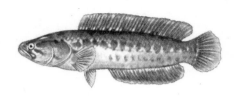

鳢鱼

头扁文鱼圆吻长，

大型牙齿裂腮帮。

背鳍臀尾灰黑色，

通体条纹八字张。

长在沼湖深水底，

采集入药晒干藏。

性凉甘味归脾肺，

益肾祛湿能助阳。

鳢鱼

【释名】蠡鱼、黑鳢、玄鳢、乌鳢、鲖鱼、文鱼。

【气味】（肉）甘、寒、无毒。

【主治】

水肿、下一切气。

肠痔下血、一切风疮。

【诗解】

1. 古方传承。

2. 黑鱼。

3. 甘寒无毒。

4. 消肿下气。

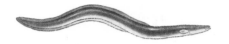

鳗鲡鱼

【释名】白鳝、蛇鱼。干者名风鳗。

【气味】（肉）甘、平、有毒。

【主治】

体内有虫、多吐清水。

骨蒸劳瘦、肠风下虫。

鳗鲡鱼

鳗鲡头尖体细长，

表皮黏液润滑光。

背鳍连尾灰黑色，

唇部发达大口张。

长在江湖石缝内，

采集入药晒干藏。

性平甘味归脾肺，

益肾祛风能壮阳。

【诗解】

1. 古方传承。

2. 白鳝。

3. 甘平有毒。

4. 驱体为之虫。

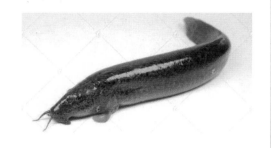

鳅鱼

体扁身长圆筒形，

马蹄小口短须呈。

细鳞侧线灰黑色，

尾背鳍膜斑点生。

长在湖泊沉水底，

采集入药晒干成。

性平甘味归脾肾，

益气祛湿能补中。

鳅鱼

【释名】泥鳅、鳛鱼。

【气味】甘、平、无毒。

【主治】

消渴饮水、阳痿。

【诗解】

1. 古方传承。

2. 泥鳅。

3. 甘平无毒。

4. 消渴。

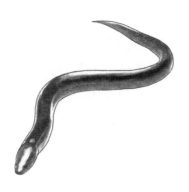

鳝鱼

黄鳝蛇形体细长，
头圆尖尾厚唇张。
身无鳞片橙黄色，
腹部灰白黑点光。
长在湖泊居浅水，
采集入药晒干藏。
性温甘味归肝肾，
益气祛风能壮阳。

鳝鱼

【**释名**】黄鳝。

【**气味**】（肉）甘、大温、无毒。

【**主治**】

内痔出血、湿风恶气。

【**诗解**】

1. 古方传承。

2. 黄鳝。

3. 甘温无毒。

4. 治口眼歪斜。

介部

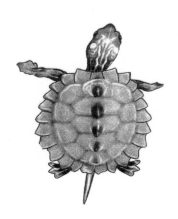

水龟

龟体形圆硬甲呈，
头光尾短角鳞明。
吻尖长颈能伸缩，
表面黄白肢扁平。
长在河湖深水底，
采集入药晒干成。
甘酸咸味入肝肾，
止血滋阴治中风。

水龟

【**释名**】玄衣督邮。龟甲：神屋、
败龟板、败将、漏天机。

【**气味**】龟甲：甘、平、有毒。肉：
甘、酸、温、无毒。

【**主治**】

　　龟甲：

　　阴虚血弱、疟疾不止。

　　肿毒初起、小儿头疮。

　　肉：

　　热气湿痹、腹内急热。

【**诗解**】

1. 古方传承。

2. 龟甲。

3. 归经肝肾。

4. 止血、滋阴、治牛风。

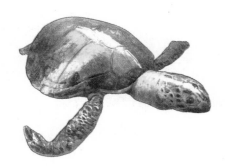

玳瑁

玳瑁

躯体圆形肢扁平，

身披硬甲透光明。

吻端鼻孔相临近，

鳞片黑黄尾色棕。

长在海洋温热带，

采集入药晒干成。

咸寒甘味无毒性，

清热平肝能定惊。

【气味】（甲）甘、寒、无毒。

【主治】

预解痘毒、痘疮黑陷。

【诗解】

1. 古方传承。

2. 产在温热带海洋。

3. 咸甘无毒。

4. 清热平肝定静。

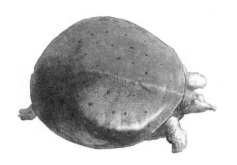

鳖

老鳖椭圆小眼睛，

前端鼻孔吻突呈。

顾长头颈能伸缩，

体背黑棕肢扁平。

长在湖泊深水库，

采集入药晒干成。

性寒咸味归肝肾，

清热滋阴治闭经。

鳖

【释名】团鱼、神守。

【气味】鳖甲：咸、平、无毒。肉：甘、平、无毒。

【主治】

鳖甲：

老疟劳疟、血瘕症癖。

妇女漏下、小儿痢疾。

突然腰痛、不可俯仰。

阴虚梦泄、吐血不止。

【诗解】

1. 古方传承。

2. 野生鳖。

3. 归经肝肾。

4. 清热滋阴。

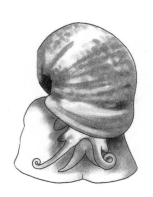

蜗螺

【释名】螺蛳。烂壳名鬼眼睛。

【气味】甘、寒、无毒。

【主治】

黄疸、酒疸。

黄疸吐血、五淋白浊。

小儿脱肛、痘疹目翳。

突然咳嗽、湿痰心痛。

膈气疼痛、龟头生疮。

汤火伤疮、瘰疬已破。

蜗螺

螺体七层口厣封，

顶尖壳硬卵圆形。

一双触角单生眼，

足大跖宽喜慢行。

长在河沟栖水底，

采集入药保鲜成。

气寒味苦有毒性，

清热除湿利尿通。

【诗解】

1. 古方传承。

2. 螺蛳。

3. 味苦无毒。

4. 清热除湿利尿。

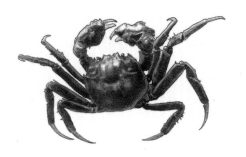

蟹

大爪一双气势凶，

眼生短柄喜横行。

腕节刺锐足粗壮，

腹面灰白背褐青。

长在河湖临水岸，

采集入药晒干成。

性寒咸味归肝胃，

清热消食治肿痈。

蟹

【释名】螃蟹、郭索、横行介士、无肠公子。雌名：博带。

【气味】咸、寒、有小毒。

【主治】

　　杀莨菪毒、解鳝鱼毒。

　　漆毒、治疟及黄疸。

【诗解】

1. 古方传承。

2. 中华绒毛蟹。

3. 归经肝胃。

4. 清热消食。

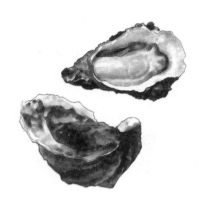

牡蛎

牡蛎形圆壳厚坚，

环生鳞片面平坦。

背侧肌痕淡黄色，

内里灰白韧带宽。

长在岩礁沙海底，

采集入药用干鲜。

性平咸味入肝肾，

止汗潜阳能化痰。

牡蛎

【**释名**】牡蛤、蛎蛤、古贲。

【**气味**】咸、平、微寒、无毒。

【**主治**】

心脾气痛、有痰。

疟疾寒热、气虚盗汗。

产后盗汗、消渴饮水。

百合变渴、小便淋闭。

梦遗便溏、月经不止。

【**诗解**】

1. 古方传承。

2. 海蛎子。

3. 归经肝胃。

4. 止汗潜阳化痰。

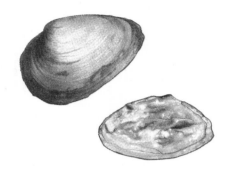

蚌

蚌体偏斜形卵圆，

背缘钝角腹弧宽。

扁平如斧青灰色，

壳面光滑有褐斑。

长在海湾深水底，

采集入药用鲜干。

性寒咸味归肝肺，

明目除湿能化痰。

蚌

【气味】（蚌粉，亦称蛤粉）咸、寒、无毒。

【主治】

痰饮咳嗽、反胃吐食。

哀叹疽赤肿、脚趾湿烂

雀目、夜盲。

【诗解】

1. 古方传承。

2. 河蚌。

3. 归经肝肺。

4. 明目除湿化痰。

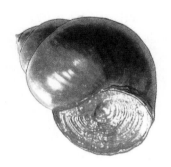

田螺

螺体形锥壳顶尖，

环纹排列厣封圆。

头足柔软能伸缩，

触角一双生吻端。

长在湖泊栖水草，

采集入药保新鲜。

性寒甘味归肠胃，

清热祛湿止渴干。

田螺

【气味】肉：甘、大寒、无毒。壳：甘、平、无毒。

【主治】

消渴饮水、肝热目赤。

烂弦风眼、酒醉不醒。

小便不通、噤口痢。

反胃呕噎、水气浮肿。

痔漏疼痛、腋下狐臭。

【诗解】

1. 古方传承。

2. 稻田螺蛳。

3. 归经肠胃。

4. 清热祛湿。

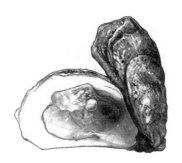

真珠

表面银白半透明,

平滑圆润彩光莹。

层纹断面质坚硬,

粒大天然有野生。

长在蚌壳珠母贝,

采集入药晾干成。

甘咸味淡无毒性,

清热安神能定惊。

真珠

【释名】珍珠、蚌珠。

【气味】咸、甘、寒、无毒。

【主治】

安神、妇女难产。

胞衣不下、子死腹中。

痘疮疔毒、青盲眼。

小儿中风、手足拘挛。

【诗解】

1. 古方传承。

2. 目贝产珍珠。

3. 甘咸无毒。

4. 清热安神定惊。

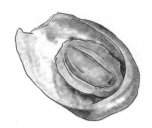

石决明

石决明

壳质坚实褐色身，

缝合线浅末端匀。

雌雄无厣体黄绿，

水吼呼吸触手伸。

长在潮流通畅处，

采集入药晒干存。

性平咸味入肝肾，

明目潜阳治眩晕。

石决明

【**释名**】九孔螺。壳名千里光。

【**气味**】（壳）咸、平、无毒。

【**主治**】

畏光、痘后目翳。

青盲、雀目。

肝虚目翳、小便淋症。

【**诗解**】

1. 古方传承。

2. 系九孔螺，壳名千里光。

3. 归经脾胃。

4. 明目潜阳。

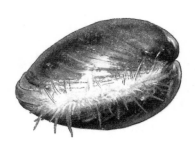

海蛤

海蛤

舌状青蛤两片壳，
尖端弯曲楯如楔。
突出腹面黄棕色，
肌痕狭长易铰合。
长在海中栖水底，
采集入药晒干搁。
性平咸味归心肾，
清热滋阴止喘咳。

【气味】苦、咸、平、无毒。

【主治】

水肿发热、小便不能通。

腹水肿肛、四肢枯瘦。

血痢内热、伤寒搐搦。

中风瘫痪、鼻血不止。

【诗解】

1. 古方传承。

2. 海蛤蜊。

3. 归经心肾。

4. 清热滋阴止咳。

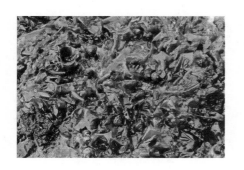

淡菜

壳面楔形上下分，

背缘直角后延伸。

顶尖皮厚棕黑色，

卷曲镶边红褐深。

生长岩石临浅海，

采集入药晒干存。

性温咸味入肝肾，

益血填精治眩晕。

淡菜

【释名】壳菜、海、车海夫人。

【气味】甘、温、无毒。

【主治】

腹内冷痛、结块。

崩中带下、壮阳、止痢。

消宿食、治瘿气。

【诗解】

1. 古方传承。

2. 浅海岩石海菜。

3. 归经肝肾。

4. 益血填精。

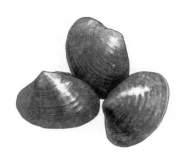

蛤蜊

四角蛤身壳质坚，

心形楯面亮黑边。

发达韧带色黄褐，

触手分枝居内缘。

生在沙滩栖浅海，

采集入药用干鲜。

性寒咸味归肝胃，

利水滋阴能化痰。

蛤蜊

【气味】肉：咸、冷、无毒。蛤蜊粉：咸、寒、无毒。

【主治】

肉：

润五脏、止消渴。

开胃、治老癖。

蛤蜊粉：

气虚水肿、白浊遗精。

雀目、领先盲。

【诗解】

1. 古方传承。

2. 浅海沙滩四角蛤蜊。

3. 归经肝胃。

4. 利水滋阴化痰。

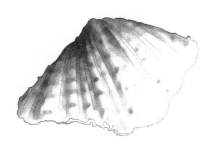

车渠

壳顶前方丝孔张，

腹缘弯曲韧带长。

贝身表面黄白色，

内壁平滑外套光。

长在珊瑚深海水，

采集入药晒干藏。

性寒甘味归经肾，

解毒安神治螫伤。

车渠

【释名】海扇。

【气味】（壳）甘、咸、大寒、无毒。

【主治】

安神、解药毒及虫螫毒。

【诗解】

1. 古方传承。

2. 珊瑚礁上长的海扇。

3. 归经肾。

4. 解毒安神。

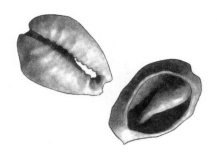

贝子

货贝螺居圆卵形，

高凸背部两侧平。

珐琅表面呈黄色，

壳口狭长触角生。

长在西沙深海水，

采集入药晒干成。

平凉咸味有毒性，

清热祛寒利尿通。

贝子

【释名】贝齿、白贝、海。

【气味】咸、平、有毒。

【主治】

目花翳痛、鼻渊脓血。

二便不通、小便不通。

【诗解】

1. 古方传承。

2. 南海中的白贝。

3. 平凉咸有毒。

4. 清热祛寒利尿。

禽部

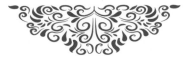

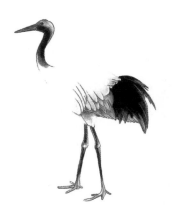

鹤

体羽纯白短尾莹，
鸣声响亮顶丹红。
高趾长嘴绿灰色，
展翅飞翔舞碧空。
长在沼泽荒草地，
采集入药保鲜成。
性平咸味归脾肾，
益气祛风通络经。

鹤

【释名】仙禽、胎禽。

【气味】白鹤血：咸、平、无毒。

卵：甘、咸、平、无毒。

【主治】

白鹤血：

益气力、补虚乏、去风益肺。

脑：

和天雄、葱实服、令人目明。

卵：

预解痘毒。

【诗解】

1. 古方传承。

2. 丹顶鹤。

3. 归经脾肾。

4. 祛风通络。

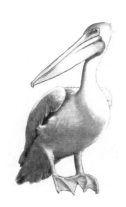

鹈鹕

大翼鹈鹕宽嘴长，
白头红领带皮囊。
三重尾羽银灰色，
眼睑铅青爪角黄。
长在河川沿海地，
采集入药用脂肪。
平滑咸味无毒性，
消肿祛风能涩肠。

鹈鹕

【释名】犁鹕、乌泽、逃河、淘鹅。

【气味】（脂油）咸、温、滑、无毒。

【主治】

涂痈肿、治风痹。

透经络、通耳聋。

【诗解】

1. 古方传承。

2. 脂肪入药。

3. 平滑味咸无毒。

4. 消肿祛风涩肠。

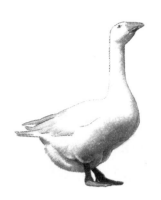

鹅

【释名】 农雁、舒雁。

【气味】 白鹅油：甘、微寒、无毒。

胆：苦、寒、无毒。

【主治】

白鹅油：

润皮肤、消痈肿。

胆：

解热毒及痔疮初起。

鹅

扁嘴宽躯曲颈长，

白毛红掌翅开张。

胸膛丰满尾巴短，

头顶凸瘤颜色黄。

长在河湖栖水岸，

采集入药保鲜藏。

性平甘味归脾肺，

益气生津和胃肠。

【诗解】

1. 古方传承。

2. 人工养殖家鹅。

3. 归经脾肺。

4. 益气生津。

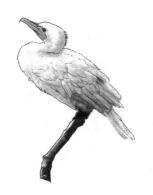

鹗

【释名】鱼鹰、王雎、沸波、下窟乌、雎鸠。

【主治】

　　鹗骨可用来接骨。

鹗

黑嘴雕鸡翅膀长，

翱翔水上捕鱼忙。

白头褐尾爪尖利，

羽色斑纹闪亮光。

长在海滨荒岛屿，

采集入药晒干藏。

性平咸味归经肾，

接骨舒筋治损伤。

【诗解】

1. 古方传承。

2. 鱼鹰。

3. 归经肾。

4. 接骨舒筋。

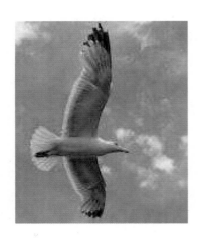

鹜

雄性沉凫黑嘴呈，

全身覆羽绿光莹。

两只翅膀色灰褐，

雌鸟杂斑黄脚橙。

长在河湖荒草地，

采集入药保鲜成。

性凉甘味归脾胃，

益气消食能补中。

鹜

【释名】名鸭、舒凫、家凫、末匹。

【气味】鹜肪（即鸭油，炼过再用）：

甘、大寒、无毒。肉：甘、冷、微毒。

【主治】

　　鹜肪：

　　气虚、寒热、水肿。

　　肉：

　　久虚发热、吐痰咳血。

【诗解】

1. 古方传承。

2. 名鸭。

3. 归经脾胃。

4. 益气消食。

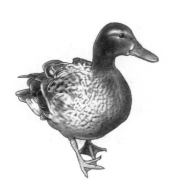

凫

【释名】 野鸭、野鹜、施、沉凫。

【气味】（肉）甘、凉、无毒。

【主治】

补中益气、平胃消食。

凫

雄性沉凫黑嘴巴，

全身覆羽绿光华。

两只翅膀色灰褐，

雌鸟杂斑黄脚丫。

长在河湖荒野地，

采集入药保鲜滑。

性凉甘味入脾肾，

利水消食解倦乏。

【诗解】

1. 古方传承。

2. 野鸭子。

3. 归经脾胃。

4. 利水消食。

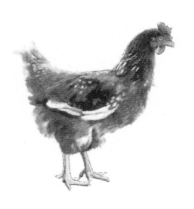

鸡

【释名】烛夜。

【气味】白雄鸡肉：甘、微温、无毒。
乌雄鸡肉：甘、微温、无毒。乌骨鸡：
甘、平、无毒。

【主治】

白雄鸡肉：

精神狂乱、突然心痛。

乌雄鸡肉：

反胃吐食、肾虚耳聋。

乌骨鸡：

赤白带下、遗精白浊。

鸡

短嘴尖坚肉冠呈，

羽毛颜色显雌雄。

两只爪子披鳞板，

报晓公鸡会打鸣。

品种繁多宜饲养，

采集入药保鲜成。

性温甘味入脾胃，

益气温中能补精。

【诗解】

1. 古方传承。

2. 家养鸡禽。

3. 归经脾胃。

4. 益气温中补精。

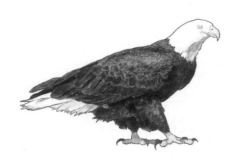

鹰

展翅翱翔在碧空，

白斑飞羽特鲜明。

嘴巴利爪呈黑色，

尾翼张开似扇形。

长在林间山野地，

采集入药晒干成。

性辛味苦归心胃，

理气温中能定惊。

鹰

【释名】角鹰。

【气味】（屎白）微寒、有小毒。

【主治】

奶癣、食鲠、消灭瘢痕。

【诗解】

1. 古方传承。

2. 各种野鹰。

3. 归经心胃。

4. 理气温中定惊。

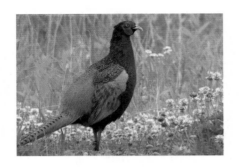

雉

头顶黄铜颈反光，

羽毛靓丽尾巴长。

母鸡色异多沙褐，

宏亮鸣声传四方。

长在林间荒野地，

采集入药保鲜藏。

性甘酸味归心胃，

和血温中益气强。

雉

【释名】野鸡。

【气味】（肉）酸、微寒、无毒。

【主治】

脾虚下痢、日夜不止。

消渴饮水、小便频数。

【诗解】

1. 古方传承。

2. 山野鸡。

3. 归经心胃。

4. 和血温和益气。

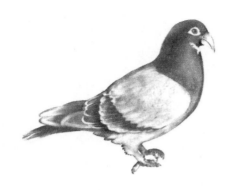

鸽

喜好群飞头小圆，

原鸽双翅耀横斑。

前胸颈背绿莹紫，

幼鸟灰黑白羽端。

长在山岩栖峭壁，

采集入药保新鲜。

性温甘味归肝肾，

益气祛风能养颜。

鸽

【释名】鹁鸽、飞奴。

【气味】白鸽肉：咸、平、无毒。

鸽屎：辛、温、微毒。

【主治】

　　鸽屎：（左盘龙）

　　带下排脓、蛔虫寄生。

　　项上瘰疬、头痒生疮。

　　白鸽肉：

　　解药毒，治恶疮。

　　疥癣、白癜风等。

【诗解】

1. 古方传承。

2. 野布鸽。

3. 归经肝肾。

4. 益气祛风养颜。

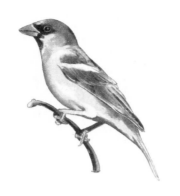

雀

【释名】瓦雀、宾雀（按：即常见的麻雀）。雀屎：白丁香、青丹、雀苏。

【气味】肉：甘、温、无毒。雀卵：酸、温、无毒。雄雀屎：苦、温、微毒。

【主治】

肉：

老人脏腑虚弱、内外目障。

肾冷偏坠、赤白痢。

雄雀屎：

目中翳膜、小儿口噤中风。

雀

嘴似圆锥脚褐黄，

羽毛杂色尾巴扬。

一双翅膀难飞远，

爱凑成群落草荒。

长在屋檐楼宇缝，

采集入药保鲜藏。

性温甘味归经肺，

补肾生精能壮阳。

【诗解】

1. 古方传承。

2. 野家雀。

3. 归经肺。

4. 补肾生精壮阳。

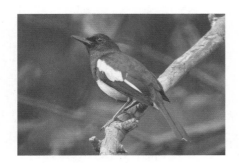

鹊

【释名】 飞驳鸟、喜鹊、干鹊。

【气味】 （雄鹊肉）甘、寒、无毒。

【主治】

石淋、消渴。

四肢烦热、大小肠涩。

鹊

喜鹊喳喳黑尾长，

洁白飞羽闪蓝光。

嘴尖爪硬呈双翼，

盘旋空中上下忙。

生在山林栖大树，

采集入药保鲜藏。

性寒甘味归脾肺，

清热祛痰散结强。

【诗解】

1. 古方传承。

2. 喜鹊。

3. 归经脾肺。

4. 清热祛痰。

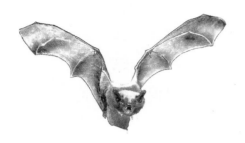

伏翼

短耳蝙蝠行夜多，
一双翅膀翼膜薄。
身躯背部灰棕色，
小眼晶光毛褐泽。
长在屋檐石树洞，
采集入药晒干搁。
味咸微热无毒性，
明目平肝止喘咳。

伏翼

【释名】蝙蝠、天鼠、仙鼠、飞鼠、夜燕。

【气味】伏翼：咸、平、无毒。天鼠屎（亦名鼠法、石肝、夜明砂、黑砂星）：辛、寒、无毒。

【主治】

伏翼：

上焦发热、白昼贪眠。

久疟不止、小儿惊。

天鼠屎：

内外障翳、青盲不见。

【诗解】

1. 古方传承。

2. 蝙蝠。

3. 微咸无毒。

4. 明目止喘。

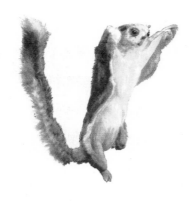

寒号虫

大眼黑毛尾扁平，

肢间钩爪细尖呈。

眼前斑点橘黄色，

腹面黑白耳朵灵。

长在柏林岩壁缝，

采集入药晒干成。

甘温气味无毒性，

活血清瘀治痛经。

寒号虫

【**释名**】独春。屎名五灵脂。

【**气味**】（五灵脂）甘、温、无毒。

【**主治**】

心腹痛及小肠疝气。

小儿蛔虫病、月经不止。

血崩、吐血呕血。

化食消气、手足冷麻。

【**诗解**】

1. 古方传承。

2. 非禽类鼠吾鼠科。

3. 甘温无毒。

4. 活血清瘀。

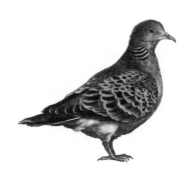

斑鸠

金背斑鸠细爪呈，
蓝灰肩羽亮光莹。
虹膜橙色嘴铅褐，
头顶花纹灿粉红。
长在山间荒野地，
采集入药保鲜成。
性平咸苦归经肾，
明目强筋能补中。

斑鸠

【**释名**】斑佳、锦鸠、鹁鸠、祝鸠。

【**气味**】（鸠肉）甘、平、无毒。

【**主治**】

　　明目、益气、令人不噎。

【**诗解**】

1. 古方传承。

2. 野斑鸠。

3. 归经肾。

4. 明目强筋。

乌鸦

大嘴乌鸦毛色纯，

虹膜黑褐翼蓝深。

灰白羽干爪强壮，

粗厉鸣声最瘆人。

长在平原山野地，

采集入药晒干存。

性平酸涩归肝肾，

止血祛风止眩晕。

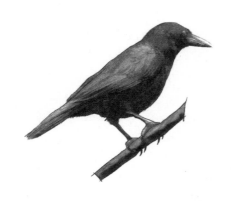

乌鸦

【释名】鸦乌、老雅，预、匹居、楚乌、大嘴乌。

【气味】（肉）酸、涩、平、无毒。

【主治】

五劳七伤、暗风疾。

经脉不通、积血不散。

【诗解】

1. 古方传承。

2. 黑乌鸦。

3. 归经肝肾。

4. 止血祛风。

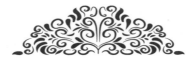

兽部

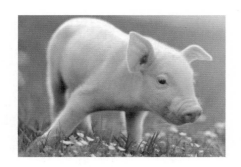

豕

头大鼻长向上屈，

耳垂小眼颈脖粗。

鬃毛刚硬黑白色，

细尾悬蹄肥胖猪。

饲养繁殖栏圈内，

采集入药用鲜躯。

咸平甘味归脾胃，

润燥滋阴补气虚。

豕

【释名】猪、豚、加（一指公猪）、志（指母猪）。

【气味】加猪肉：酸、冷、无毒。猪油：甘、微寒、无毒。猪肝：苦、温、无毒。

【主治】

加猪肉：

小儿刮肠痢疾、上气咳嗽。

猪油：

赤白带、上气咳嗽。

猪肝：

休息痢、浮肿胀满。

【诗解】

1. 古方传承。

2. 猪。

3. 甘酸苦咸。

4. 止泻消渴消肿通便。

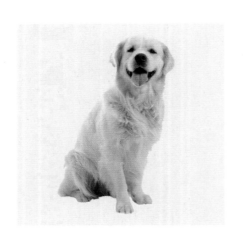

狗

家狗杂毛鼻吻长，

嗅觉灵敏尾张扬。

竖垂两耳体矫健，

奔跑如风记忆强。

四季繁殖宜豢养，

全年收采保鲜藏。

性温咸味入脾肾，

益气强腰能壮阳。

狗

【释名】犬、地羊。

【气味】肉：咸、酸、温、无毒。

狗胆：平、苦、有小毒。

【主治】

肉：

大补元气、肺结核症。

脾胃虚冷、腹满刺痛。

狗胆：

眼来涩痒、肝虚目暗。

耳出脓、反胃吐食。

【诗解】

1. 古方传承。

2. 犬。

3. 咸酸苦胆有小毒。

4. 补元气，去痞。

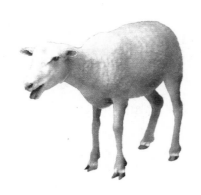

羊

尾短头长耳朵灵，

一双尖角质中空。

毛绒多显黑白色，

种类身形各不同。

放牧草原山野地，

全年可采保鲜成。

性平甘味归脾肾，

益气温中治腹疼。

羊

【释名】古、低、竭。

【气味】羊肉：苦、甘、大热、无毒。

羊脂：甘、热、无毒。羊血：咸、平、

无毒。

【主治】

羊肉：

崩中垂死、壮阳益肾。

羊脂：

下痢腹痛、汗出不止。

羊血：

鼻血不止、产后血攻。

【诗解】

1. 古方传承。

2. 山羊、绵羊。

3. 苦甘咸热。

4. 补虚、壮阳、益肾。

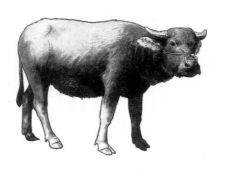

牛

头大身长弯角伸，

无毛鼻镜面光匀。

四肢蹄甲不着地，

腰腹隆凸尾后沉。

饲养繁殖南北地，

全年可采保鲜存。

性平甘味入脾胃，

益气温中能健身。

牛

【气味】牛乳：甘、微寒、无毒。牛脑：
甘、温、微毒。角胎：苦、温、无毒。

【主治】

牛乳：

风热毒气、下虚消渴。

牛脑：

吐血咯血、五劳七伤。

角胎：

大肠冷痢、大便下血。

【诗解】

1. 古方传承。

2. 黄牛。

3. 甘苦心寒，牛脑微毒。

4. 消肿祛湿化痈。

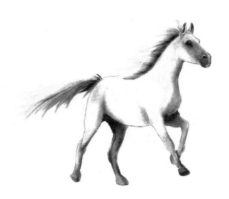

马

头面长狭额阔方，

鬃毛抖动四蹄张。

鼻宽眼大耳直立，

千里飞驰纵尾扬。

长在荒原食夜草，

采集入药保鲜藏。

甘酸辛苦微寒性，

壮骨强筋疗恶疮。

马

【气味】马肉：辛、苦、冷、有毒。

白马尿：辛、微寒、有毒。白马通（白马屎）：微温、无毒。

【主治】

马肉：

除热、下气、长筋骨。

强腰脊、治寒热痿痹。

白马尿：

妇女乳肿、痞块心痛。

白马通：

吐血不止、久痢赤白。

搅肠沙痛、多年恶疮。

【诗解】

1. 古方传承。

2. 各种马。

3. 辛苦冷温，马肉有毒。

4. 除热下气治冻疮。

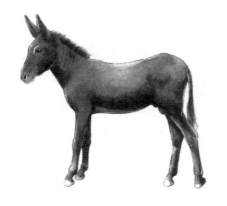

驴

圆眼长头短背鬃，

蹄坚质硬四肢轻。

全身体色黑灰栗，

后尾毛匀拴细绳。

饲养圈槽食谷草，

采集入药保鲜成。

性平甘味主劳损，

补血除烦能止风。

驴

【气味】驴肉：甘、凉、无毒。骨髓：甘、温、无毒。驴尿：辛、寒、有小毒。

【主治】

驴肉：

补血、益气、治远年劳损。

驴尿：

治反胃噎病、狂犬咬伤。

骨髓：

耳聋。

驴尿：

鼻血不上、恶疮湿癣。

【诗解】

1. 古方传承。

2. 各种驴。

3. 凉甘温驴尿小毒。

4. 补血益气治劳损。

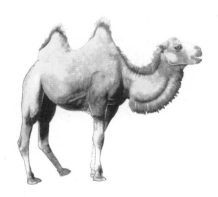

驼

体重身高鹅颈呈，

小头短耳耸双峰。

兔唇鼻孔能开闭，

足大毛黄尾褐棕。

沙漠栖居食野草，

采集入药保鲜成。

性温甘味壮筋力，

益气泽肤祛痹风。

驼

【释名】骆驼。

【气味】驼脂：甘、温、无毒。

【主治】

一切风疾、皮肤痹急。

【诗解】

1. 古方传承。

2. 骆驼。

3. 甘温无毒。

4. 治风疾。

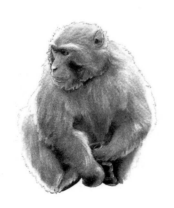

猕猴

瘦小稀毛尾较长，

扁平指甲面泽光。

臀胝皮厚呈红色，

全体棕灰背部黄。

长在树林山野地，

全年捕捉保鲜藏。

性平酸味归经肺，

补肾祛风能壮阳。

猕猴

【释名】沐猴、胡孙、王孙、马留、狙。

【气味】肉：酸、平、无毒。

【主治】

　　肉：

　　治风劳、久疟、避瘴疫。

　　屎：

　　小儿脐风撮口及急惊风。

【诗解】

1. 古方传承。

2. 沐猴。

3. 酸平无毒。

4. 治风劳、久疟、避瘴疫。

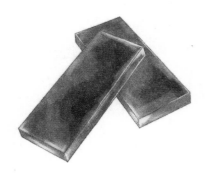

黄明胶

头大鼻宽尾较长，

一双弯角露锋芒。

四肢匀称有蹄甲，

躯体结实毛色黄。

饲养繁殖生长快，

取皮熬制晾干藏。

性平甘味入肝肺，

润燥滋阴利大肠。

黄明胶

【释名】牛皮胶、水胶、海犀膏。

【气味】甘、平、无毒。

【主治】

肺痿吐血、吐血咯血。

妊娠下血、肾虚失精。

脸上麻痹、风湿走痛。

跌打损伤、一切肿毒。

【诗解】

1. 古方传承。

2. 牛皮胶。

3. 甘平无毒。

4. 止咯血、祛风湿、消肿。

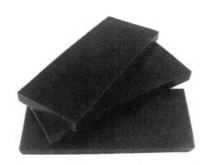

阿胶

圆眼长头颈部宽，

身躯匀称四蹄坚。

鬃毛稀少有尖尾，

本色呈灰黑栗颜。

煎煮驴皮熬固体，

分割切块晾胶干。

性平甘味归肝肾，

补血滋阴治不眠。

阿胶

【释名】傅致胶。

【气味】甘、平、无毒。

【主治】

肺风喘促、老人虚秘。

赤白简疾、吐血不止。

肺损呕血、鼻血不止。

月经不调、妊娠下血。

妊娠胎动、多年咳嗽。

【诗解】

1. 古方传承。

2. 驴皮胶。

3. 治瘫缓偏风、肺喘、月经不调。

4. 甘平无毒。

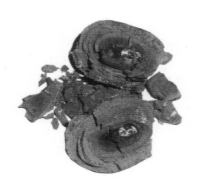

牛黄

表面金黄形卵圆，

光泽细腻外衣环。

质轻松脆易身碎，

齐整重叠纹理全。

长在胆囊石硬块，

全年收采晾阴干。

甘凉味苦小毒性，

开窍凉肝能豁痰。

牛黄

【释名】丑宝。

【气味】苦、平、有小毒。

【主治】

　　初生胎热、或身体发黄。

　　小儿热惊、惊嚼舌。

【诗解】

1. 古方传承。

2. 牛结石。

3. 苦平消毒。

4. 治初生胎热，小儿热惊。

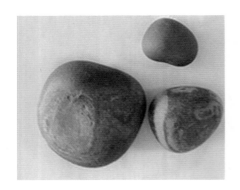

鲊答

【释名】亦作"鲊苔"。某些兽畜的内脏结石。

【气味】甘、咸、平、无毒。

【主治】

　　惊痫毒疮。

鲊答

此物原由走兽生，
肉囊包裹卵圆形。
鲊答表面呈白色，
大小结石式样精。
长在马牛肝胆外，
采集入药晾干成。
味甘咸苦小毒性，
清热祛痰能镇惊。

【诗解】

1. 古方传承。

2. 马宝。

3. 甘咸平无毒。

4. 治毒疮。

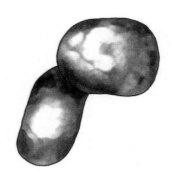

狗宝

【气味】甘、咸、平、有小毒。

【主治】

噎食病、痈疽发背。

壮热烦渴、反胃膈气。

狗宝

狗宝天生不易得，

癞皮狂犬胃中合。

白石如玉带青色，

纹理层叠形状多。

长在胆囊腔体内，

采集入药晾干搁。

小毒咸苦归脾胃，

降逆消积开郁结。

【诗解】

1. 古方传承。

2. 犬类动物胆肾结石。

3. 甘咸平小毒。

4. 治噎食病、反胃膈气。

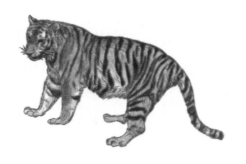

虎

老虎形猫长尾呈，

眼圆耳短硬须生。

四肢粗壮身伟岸，

毛色斑斓称大虫。

长在森林山野地，

全年捉捕晾干成。

性温辛味归肝肾，

定痛追风能镇惊。

虎

【释名】乌徒、大虫、李耳。

【气味】虎骨：辛、微热、无毒。虎肉：酸、平、无毒。

【主治】

虎肉：

益气力、止多唾。

治疟及恶心欲呕。

虎骨：

臂胫疼痛、腰脚不灵。

关节疼痛、筋骨急痛。

休息痢、痔漏脱肛。

汤火伤、膁胫烂疮。

【诗解】

1. 古方传承。

2. 老虎。

3. 辛热酸平无毒。

4. 益气力，治关节疼痛，腰脚不灵。

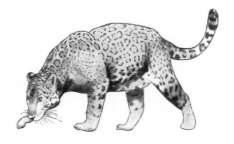

豹

【气味】（肉）酸、平、无毒。

【主治】

　　安五脏补绝伤、轻身益气。

豹

豹子家族品种分，

特征毛色有斑纹。

体格强健会爬树，

硬爪尖尖能缩伸。

长在丛林山野地，

采集入药保鲜存。

甘酸温性归肝胆，

益肾安神强骨筋。

【诗解】

1. 古方传承。

2. 豹子。

3. 酸平无毒。

4. 安五脏、补绝山、壮筋骨。

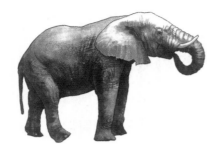

象

【释名】伽耶。

【气味】甘、寒、无毒。

【主治】

　　小便不通、骨刺入肉。

　　皮：

　　下疳、疮口不合。

象

雄象长鼻大耳圆，

门牙长翘齿锥尖。

四肢粗壮尾巴短，

皮厚毛稀灰褐颜。

长在雨林沟谷地，

采集入药保新鲜。

性平甘淡归经肺，

去垢疗疮能涤痰。

【诗解】

1. 古方传承。

2. 大象。

3. 甘寒无毒。

4. 通小便、挑骨刺、下疳。

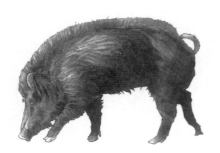

野猪

形似家猪犬齿长，

针毛刚硬四肢强。

耳直尾细呈黑色，

幼仔花纹淡褐黄。

长在林中荒野地，

采集入药保鲜藏。

性平甘味归脾肺，

补气祛风治痔疮。

野猪

【气味】肉：甘、平、无毒。

【主治】

　　肉：

　　治癫、补肌肤、益五脏。

　　令人虚肥、不发风虚气。

　　脂：

　　炼净后，酒送服。

【诗解】

1. 古方传承。

2. 山野猪。

3. 苦酸咸寒无毒。

4. 止吐血，消毒解热。

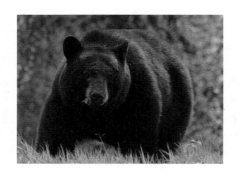

熊

【气味】脂（熊白）：甘、微寒、无毒。

胆：苦、寒、无毒。

【主治】

脂（熊白）：

令发长黑、白秃头癣。

胆：

赤目障翳、多年痔疮。

蛔虫病、小儿惊抽筋。

熊

个大头宽圆耳张，

四肢粗壮颈毛长。

后足肉垫皮肥厚，

全体灰黑面部黄。

长在森林荒野地，

采集入药保鲜藏。

性寒甘苦归肝胆，

明目杀虫治热殇。

【诗解】

1. 古方传承。

2. 黑熊。

3. 苦寒无毒。

4. 生发、治赤目障翳、痔疮。

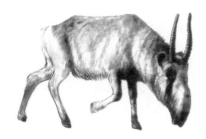

羚羊

身似黄羊头特型，

竖直向上角高擎。

筒形鼻子呈浮肿，

眼眶突出耳朵灵。

长在新疆荒漠地，

收集入药晒干成。

微寒苦味无毒性，

清热熄风能镇惊。

羚羊

【释名】九尾羊。

【气味】羚羊角：咸、寒、无毒。

【主治】

噎塞不通、胸胁痛满。

堕胎腹痛、血出不止。

腹痛热满、遍身赤丹。

【诗解】

1. 古方传承。

2. 九尾羊。

3. 角咸寒无毒。

4. 平胆息风，清热明目。

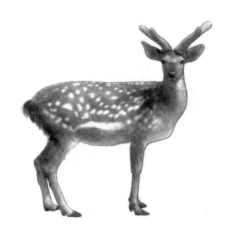

鹿

野鹿雌雄耳朵灵，

颈长尾短小蹄轻。

公生枝角毛棕色，

斑点黑白各不同。

长在山林荒野地，

夏秋收采晾干成。

甘咸温性入肝肾，

补气强筋能益精。

鹿

【释名】斑龙。

【气味】鹿茸：甘、温、无毒。角：咸、温、无毒。白胶（鹿用胶）：甘、平、无毒。

【主治】

　　白胶：

　　盗汗遗精、虚损尿血。

　　角：

　　骨虚劳极、肾虚腰痛。

　　鹿茸：

　　身体虚弱、头昏眼黑。

　　阳萎、小便频数。

【诗解】

1. 古方传承。

2. 将花鹿。

3. 鹿茸甘温无毒，角咸温无毒。

4. 胎体虚、阳痿，腰腿疼痛。

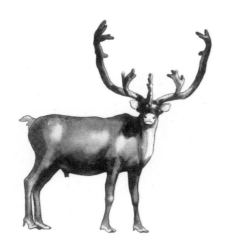

麋

【气味】麋角：甘、热、无毒。

【主治】

补虚损、生精血、身体衰病。

麋

此鹿繁衍时日长，

四肢粗大尾巴扬。

公生硬角分枝叉，

毛色斑纹淡褐黄。

长在沼泽荒草地，

春冬收采晾干藏。

性温甘味归经肾，

补血强筋能壮阳。

【诗解】

1. 古方传承。

2. 麋鹿角。

3. 甘热无毒。

4. 补劳损、生精血。

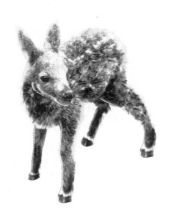

麝

大眼粗毛小体形，

耳长直立齿弯呈。

皮肤外裸香囊露，

斑点条纹黄褐棕。

长在山林荒野地，

冬春收采晾干成。

性温辛味能开窍，

活血通经治中风。

麝

【释名】射父，香獐。

【气味】麝脐香：辛、温、无毒。

【主治】

　　中风不省、瓜果食积。

　　偏正头痛、催生易产。

【诗解】

1. 古方传承。

2. 香獐。

3. 辛温无毒。

4. 活血痛经、消肿祛风。

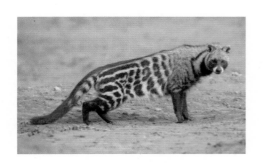

灵猫

大小灵猫泌异香，

四肢较短体毛刚。

嘴唇头额灰白色，

黑尾环纹宽窄长。

长在山林荒草地，

收集入药保鲜藏。

性温甘味归经胃，

止痛温中能助阳。

灵猫

【释名】灵狸、香狸、神狸、类。

【气味】肉：甘、温、无毒。阴部：
辛、温、无毒。

【主治】

镇心安神、治心腹痛。

解疫气、恶气等。

【诗解】

1. 古方传承。

2. 野灵狸。

3. 甘辛温无毒。

4. 镇心安神、治腹痛解疫疮。

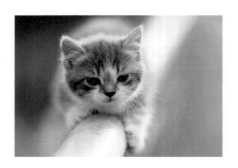

猫

吻短头圆眼放光，

爪弯尖利尾巴长。

全身毛软呈杂色，

竖耳灵敏较驯良。

长在家中供寄养，

采集入药保鲜藏。

甘酸温性入肝肾，

补血除湿治烫伤。

猫

【释名】家狸。

【气味】头骨：甘、温、无毒。

【主治】

　　心下鳖瘕、痰发喘。

　　多年瘰疬、痈疽不收。

【诗解】

1. 古方传承。

2. 家狸。

3. 甘温无毒。

4. 止喘化痰。

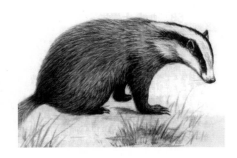

湍

【释名】猪獾。

【气味】（肉）甘、酸、平、无毒。

【主治】

咳逆劳热、上气虚乏。

湍

小眼鼻尖耳朵灵，

矮足短尾爪尖呈。

纵纹通体黑白色，

洞内穴居喜夜行。

长在灌丛山野地，

收采入药保鲜成。

甘酸平性归经肺，

溢气祛湿能补中。

【诗解】

1. 古方传承。

2. 猪獾。

3. 甘酸平无毒。

4. 治水胀、口气虚乏。

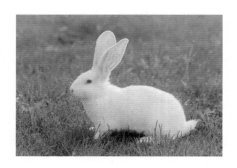

兔

【释名】明。

【气味】肉：辛、平、无毒。屎：咸、寒、无毒。血：咸、寒、无毒。

【主治】

　　肉：

　　凉血、解热毒、利大肠。

　　屎（明月砂、玩月砂、兔蕈）：

　　大小便秘、痘疮入目生翳。

兔

豁嘴杂毛耳朵长，

穴居食草沐风霜。

眼睛红亮尾巴短，

野外飞奔后腿扬。

长在山坡荒野地，

捉捕入药保鲜藏。

性寒甘味解毒热，

益气温中利大肠。

【诗解】

1. 古方传承。

2. 野兔。

3. 辛平咸寒。

4. 凉血解热毒。

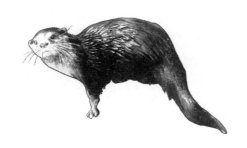

水獭

水獭全身流线形，

眼突耳短硬须生。

趾间具蹼能游泳，

毛似丝绢闪亮莹。

长在水边石缝底，

采集入药保鲜成。

甘寒咸味有毒性，

止血消咳治闭经。

水獭

【释名】水狗。

【气味】（肝）甘、温、有毒。

【主治】

　　　　虚劳咳嗽、肠痔出血。

【诗解】

1. 古方传承。

2. 水狗。

3. 甘温有毒。

4. 止咳、止血、治痔疮。

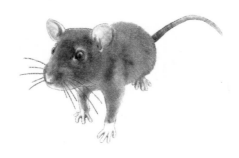

鼠

老鼠成群祸害粮，

寸光小眼尾巴长。

全身灰褐毛粗糙，

耳朵灵敏怕见光。

长在草堆田埂下，

采集入药晒干藏。

性平甘味归脾胃，

止胀消疳治外伤。

鼠

【释名】锥、老鼠、首鼠、家鹿。

【气味】牡鼠（雄鼠，入药不用雌鼠）：甘、微温、无毒。屎：甘、微寒、无毒。

【主治】

牡鼠：

疮肿热痛、溃痈不合。

破伤风、妇女孤瘕。

【诗解】

1. 古方传承。

2. 老鼠。

3. 甘温无毒。

4. 治溃痈、破伤风。

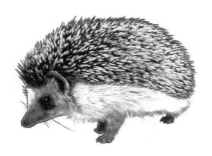

猬

肥短身形硬刺长，

吻尖眼小背棕黄。

发达利爪能翻土，

腹面毛白尾色光。

长在草丛荒野地，

采集入药保鲜藏，

性平甘味归经胃，

降逆生肌可敛疮。

猬

【释名】毛刺。

【气味】皮：苦、平、无毒。肉：甘、平、无毒。

【主治】

　　皮：

　　痔疮下血、肠风下血。

　　五色痢疾、大肠脱肛。

　　鼻血不止、睫毛倒刺。

【诗解】

1. 古方传承。

2. 刺猬。

3. 苦平无毒。

4. 化水理胃气，正鼻血。

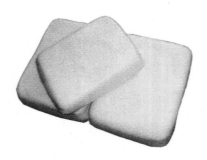

酪

头大鼻宽尾较长,

体格健壮角尖扬。

四肢匀称有蹄甲,

毛短光滑皮色黄。

饲养黄牛集乳汁,

加工入药保鲜藏。

寒酸甘味归肠胃,

清热滋阴润肺强。

酪

【释名】牛,羊,水牛,马乳,并
可作酪。水牛乳作者,浓厚味胜。

【气味】甘、酸、寒、无毒。

【主治】

热毒、止渴、解散发利。

除胸中虚热、身面上热疮。

肌疮、止烦渴热闷。

心膈热痛、润燥利肠。

【诗解】

1. 古方传承。

2. 牛羊马乳。

3. 甘酸寒无毒。

4. 止咳解热度,补虚损。

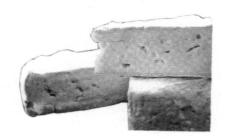

酥

头大皮松粗角昂，

眼圆方嘴肋开张。

全身毛色深黑褐，

蹄质坚实帚尾长。

长在高原山野地，

采集入药保鲜藏。

性寒甘味归脾肺，

益气平喘利大肠。

酥

【释名】酥油。

【气味】甘、微寒、无毒。

【主治】

补五脏、利大小肠。

【诗解】

1. 古方传承。

2. 酥油。

3. 甘、微寒、无毒。

4. 补五脏利大小肠。

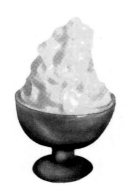

醍醐

头大鼻宽眼目明，

四肢匀称角中空。

体格强壮毛黄亮，

长流悬蹄耳朵聪。

饲养繁殖收乳汁，

采集入药保鲜成。

性凉甘味归经肺，

润燥滋阴治悸惊。

醍醐

【释名】佛书称乳成酪，酪成酥，酥成醍醐。色黄白作饼，甚甘肥，是也。酪面上，其色如油者为醍醐。

【气味】甘、平、无毒。

【主治】

　　风邪痹气、通润骨髓。

　　添精补髓、益中填骨。

　　惊悸、心热头疼。

　　明目、传脑顶心。

【诗解】

1. 古方传承。

2. 成品酥乳。

3. 甘平无毒。

4. 添精补髓，益中填骨。

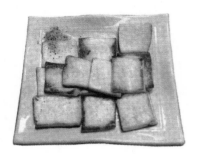

乳腐

腐乳归于本草纲，

千年医病有良方。

冷浆一斗勤煎滚，

点醋成形收瓮缸。

过滤加工成块饼，

采集入药保鲜藏。

性寒甘味入脾胃，

止痢通经润大肠。

乳腐

【释名】乳饼。

【气味】甘、微寒、无毒。

【主治】

  润五脏、利大小便。

  益十二经脉、微动气。

【诗解】

1. 古方传承。

2. 乳饼。

3. 甘微寒无毒。

4. 润五肌，利大小便。

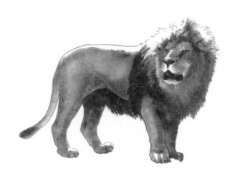

狮

狮子堪称野兽王，

体形雄健爪锋刚。

捕食打斗性凶猛，

怒吼一声震四方。

长在草原荒野地，

采集入药晒干藏。

古方粪便能医病，

活血杀虫化瘀强。

狮

【释名】狮子。

【主治】

屎：服之，破宿血，杀百虫。

【诗解】

1. 古方传承。

2. 狮子。

3. 屎：破宿血，杀百虫。

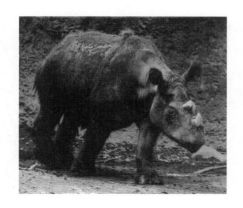

猫牛

双角毛犀哺乳纲，

体形高大厚脂肪。

灭绝种类今罕见，

食草生活在北疆。

动物冻尸曾现世，

古时医病有良方。

凉酸咸味无毒性，

主治惊痫与躁狂。

猫牛

【释名】毛犀。

【气味】角：酸、咸、凉、无毒。

【主治】

惊痫癫狂。

【诗解】

1. 古方传承。

2. 毛犀牛。

3. 酸咸凉无毒。

4. 治惊痫癫狂。

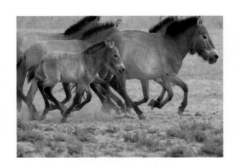

野马

野马繁殖在北疆，

高头直耳尾毛长。

全身颜色应时变，

冬季结群成大帮。

长在草原荒漠地，

采集入药保鲜藏。

辛平甘味小毒性，

壮骨舒筋能定狂。

野马

【气味】肉：甘、平有小毒。阴茎：
酸、咸、温、无毒。

【主治】

肉：

人病马痫、筋脉不能自收。

阴茎：

男子阴痿、少精。

【诗解】

1. 古方传承。

2. 野生马。

3. 甘平有消毒。

4. 治麻痹少精。

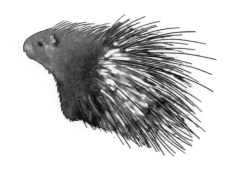

豪猪

山野豪猪哺乳纲，

全身棕褐刺粗长。

半圆白领垂肩部，

短尾稀毛着胖装。

长在密林荒草地，

采集入药保鲜藏。

性寒甘味润行畅，

通便发风利大肠。

豪猪

【释名】蒿猪、山猪。

【气味】肉：甘、大寒、有毒。

【主治】

多膏、利大肠。

【诗解】

1. 古方传承。

2. 山猪。

3. 甘大寒有毒。

4. 驱热风利大肠。

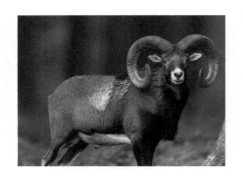

山羊

【释名】野羊。

【气味】甘、热、无毒。

【主治】

　　南人食之，肥软益人，治冷劳山岚疟痢，妇人赤白带下。疗筋骨急强，虚劳，益气，利产妇，不利时疾人。

山羊

个大肩高耳尾长，
雄羊弯角壮金刚。
四肢体背棕黑色，
颌下垂须志气扬。
长在高山荒裸地，
采集入药保鲜藏。
味甘性热归经肾，
强骨虚劳能助阳。

【诗解】

1. 古方传承。
2. 野羊。
3. 甘热无毒。
4. 益气补虚。

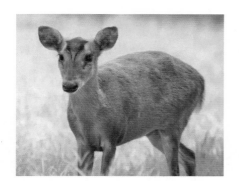

麂

小麂身型酷似獐，
角尖弯曲脸宽方。
栗红体色杂斑点，
颌骨鼻梁各自张。
长在丘陵林谷地，
采集入药保鲜藏。
性平甘味归脾胃，
补气祛风治痔疮。

麂

【气味】肉：甘、热、无毒。

【主治】

肉：

五痔病。

头骨：

烧灰饮服、治飞尸。

皮：

做靴、袜、除湿气脚痹。

【诗解】

1. 古方传承。

2. 麂子。

3. 甘热无毒。

4. 治五痔病。

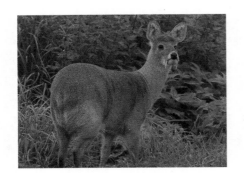

獐

獐子身形似鹿郎，

雌雄无角獠牙长。

四肢粗壮尾巴短，

浓密粗毛体色黄。

长在水边荒草地，

采集入药晒干藏。

性温甘味补虚损，

消渴祛风下乳汤。

獐

【气味】肉：甘、温、无毒。骨：甘、微温、无毒。

【主治】

肉：

补益五脏。

髓脑：

益气力、悦泽人面。

骨：

益精髓、悦颜色。

酿酒、有补下之功。

【诗解】

1. 古方传承。

2. 獐子。

3. 甘温无毒。

4. 益气补精。

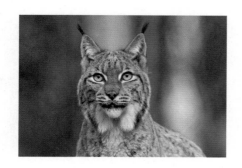

狸

耳小头圆斑点多，
身轻矫健体敏捷。
四肢利爪能捉捕，
形似家猫长尾拖。
长在密林山谷地，
采集入药晒干搁。
性温甘味归脾胃，
益气祛风能散结。

狸

【释名】野猫。

【气味】肉：甘、平、无毒。

【主治】

诸疰、治风湿。

鬼毒气、皮中如针刺。

补中益气、去游风。

【诗解】

1. 古方传承。

2. 野猫。

3. 甘平无毒。

4. 治风湿、补中益气。

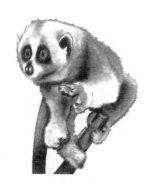

风狸

【释名】风母。

【气味】甘、平、无毒。

【主治】

　　肉：

　　酒浸服、愈风疾。

　　尿：

　　治诸风。

风狸

神兽风狸毛色青，

辨识仙草有奇功。

眉长眼亮形如豹，

众口传说知美名。

本草纲中留记录，

采集尿乳救苍生。

温平甘味无毒性，

主治风疾见效能。

【诗解】

1. 古方传承。

2. 母风狸。

3. 甘平无毒。

4. 治诸风。

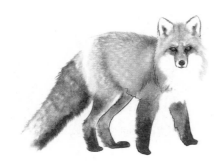

狐

颜面狭长尖吻呈，

四肢较短尾毛蓬。

身形似狗生骚气，

颈背红棕耳朵灵。

长在草原荒野地，

采集入药保鲜成。

性温甘味归脾肾，

消肿安神治痛风。

狐

【释名】狐，狐也。狐性疑，疑则不可心以合类，故其字从狐省。

【气味】肉：甘、温、无毒。

【主治】

治疮疥不瘥、补虚损。

【诗解】

1. 古方传承。

2. 狐狸。

3. 甘温无毒。

4. 治疮疥补虚损。

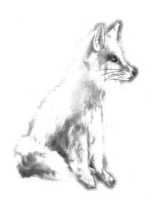

貉

貉似狐狸肥胖臀，

四肢粗短尾巴伸。

底绒丰厚黄棕色，

眉眼形成八字纹。

长在平原山野地，

采集入药保鲜存。

性平甘味归脾肺，

滋补消疳强壮身。

貉

【**释名**】貉与獾同穴处，故字从各。

【**气味**】肉：甘、温、无毒。

【**主治**】

元脏虚劳及女子虚备。

【**诗解**】

1. 古方传承。

2. 与獾类似的动物。

3. 甘温无毒。

4. 治元脏虚劳。

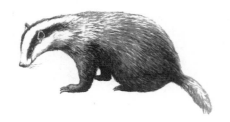

獾

小眼尖鼻耳朵灵，

针毛满背色黑棕。

肢生利爪尾巴短，

身体发达肥硕形。

长在丛林山野地，

采集入药保鲜成。

性平甘味归经肺，

益气祛风能补中。

獾

【释名】狗獾，天狗。

【气味】甘、酸、平、无毒。

【主治】

　　补中益气，宜人。

【诗解】

1. 古方传承。

2. 狗獾。

3. 甘酸平无毒。

4. 补中益气。

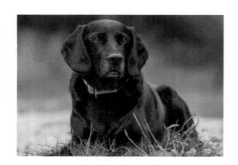

木狗

木狗

生在南方左右江，

形如黑狗尾巴长。

机敏灵巧能爬树，

珍贵毛皮做褥装。

居住山中荒草地，

采集入药晒干藏。

暖温膝脚除麻痹，

活血祛湿治损伤。

【**释名**】木狗生广东左右江山中。
形如黑狗，能登木。

【**主治**】

　　皮：

　　除脚痹风湿气。

　　活血脉、暖腰膝。

【**诗解**】

1. 古方传承。

2. 生在广东能爬树的狗。

3. 活血脉除风湿。

4. 性味不详。

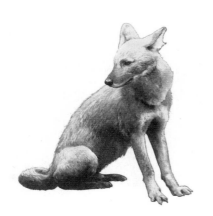

豺

吻短头宽形似狼，

耳端圆钝尾巴长。

身披深重红棕色，

贪婪狡猾啮咬强。

长在丘陵山野地，

采集入药保鲜藏。

性温甘味归肝肾，

消肿攻坚治痔疮。

豺

【释名】豺狗。

【气味】肉：酸、热、有毒。皮：热。

【主治】

疗诸疳痢、腹中诸疮。

【诗解】

1. 古方传承。

2. 豺狗。

3. 酸热有毒。

4. 疗疳痢腹中诸疮。

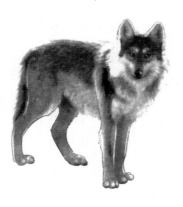

狼

【释名】毛狗。

【气味】咸、热、无毒。

【主治】

　　补益五脏、厚肠胃。

　　腹有冷积者宜食之。

狼

短尾蓬松体暗黄，

发达犬齿露锋芒。

四肢有力身强壮，

残忍多疑奔跑狂。

长在草原荒漠地，

采集入药保鲜藏。

味咸性热归脾肾，

益气填精能厚肠。

【诗解】

1. 古方传承。

2. 毛狗。

3. 咸热无毒。

4. 补五脏填精髓。

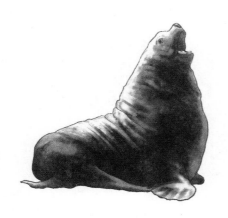

腽肭兽

腽肭兽

腽肭形圆肥又长，

长须短吻眼泽光。

四肢有蹼尾巴短，

通体深灰腹褐黄。

长在海洋温水处，

采集入药保鲜藏。

甘咸大热归肝肾，

益气强身能壮阳。

【释名】骨豽、海狗。

【气味】咸、大热、无毒。

【主治】

心腹痛、补中益肾气。

【诗解】

1. 古方传承。

2. 海狗。

3. 咸火热无毒。

4. 神中益肾，疗惊狂。

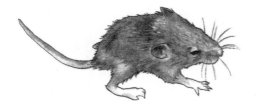

鼹鼠

小眼精神吻细长，

缺失犬齿耳无芒。

四肢裸露伸尖爪，

体背深灰毛闪光。

长在丘陵山谷地，

采集入药焙干藏。

性寒咸味归心肺，

理气杀虫治痔疮。

鼹鼠

【释名】田鼠。

【气味】咸、寒、无毒。

【主治】

　　疗痈疽、治风热久积。

【诗解】

1. 古方传承。

2. 田鼠。

3. 咸寒无毒。

4. 疗痈疽，通血脉。

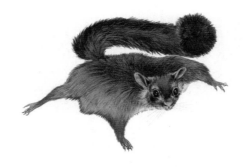

鼯鼠

此鼠归于本草纲，

好食粟豆害田粮。

如今基本已绝迹，

腿脚缺失目寸光。

住在土穴钻树孔，

采集入药晒干藏。

甘寒气味无毒性，

清热消炎神效强。

鼯鼠

【释名】硕鼠。

【气味】甘、寒、无毒。

【主治】

　　咽喉痹痛、一切热气。

【诗解】

1. 古方传承。

2. 硕鼠。

3. 甘寒无毒。

4. 治咽喉痹痛。

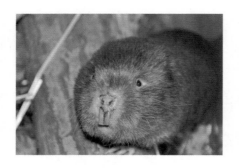

竹鼬

竹鼠身呈圆筒形，

四肢粗短爪尖锋。

体毛稀少棕灰色，

小眼泽光耳朵灵。

长在山坡荒草地，

采集入药晒干成。

甘平气味无毒性，

益肺消炎能补中。

竹鼬

【**释名**】食竹根之鼠也。

【**气味**】甘、平、无毒。

【**主治**】

补中益气、解毒。

【**诗解**】

1. 古方传承。

2. 食柱根之鼠。

3. 甘平无毒。

4. 益气补中。

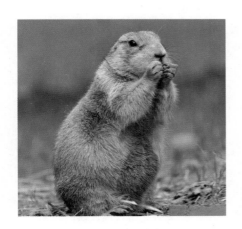

土拨鼠

【释名】旱獭。

【气味】甘、平、无毒。

【主治】

　　野鸡瘘疮。

　　头骨治小儿夜卧不定。

土拨鼠

耳短头粗小眼光，

体形肥胖爪弯长。

两颊吻部呈灰色，

扁尾棕黑足淡黄。

长在高山荒野地，

收集入药晾干藏。

辛平咸味归肠肾，

消肿祛风能止痒。

【诗解】

1. 古方传承。

2. 旱獭。

3. 甘平无毒。

4. 治瘘疮等。

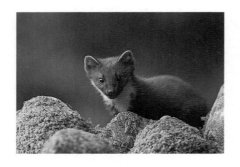

貂鼠

耳大鼻尖形体长，

短肢小爪锐尖刚。

茸毛丰厚呈棕褐，

头颈灰黄细尾扬。

生在山林寒冷地，

采集入药保鲜藏。

性平甘味归经肺，

收敛消毒治冻疮。

貂鼠

【释名】栗鼠、松鼠。

【气味】甘、平、无毒。

【主治】

　　毛皮：

　　治尘沙眯目，以裘袖拂之，即去。

【诗解】

1. 古方传承。

2. 松鼠。

3. 甘平无毒。

4. 毛皮治疗沙尘眯目。

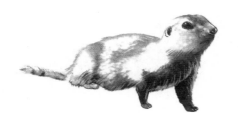

黄鼠

头大身肥体细长，

眼明耳小尾巴扬。

发达趾爪呈裸掌，

毛色黑白多褐黄。

长在草原沙土地，

采集入药保鲜藏。

性平甘味归经肺，

止痛排毒消肿疮。

黄鼠

【释名】礼鼠、拱鼠。

【气味】甘、平、无毒。

【主治】

润肺生津、解毒止痛。

【诗解】

1. 古方传承。

2. 拱鼠。

3. 甘平无毒。

4. 润肺生津。

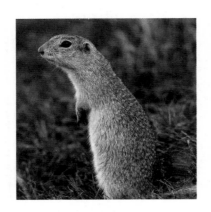

鼬鼠

【释名】黄鼠狼。

【气味】肉：甘、臭、有小毒。心肝：臭、微毒。

【主治】

肉：

煎油、涂疮疥、杀虫。

心肝：

心腹痛、杀虫。

鼬鼠

小耳头圆颈部长，

唇须尖爪硬毛光。

全身颜面棕黄色，

个体纯白属异常。

长在草丛荒野地，

采集入药晒干藏。

性温甘味归经肺，

通淋杀虫治瘘疮。

【诗解】

1. 古方传承。

2. 黄鼠狼。

3. 甘臭小毒。

4. 除疥疮、杀虫。

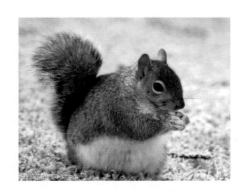

牡鼠

【释名】雄鼠。

【气味】甘、微温、无毒。

【主治】

　　疗骨折、续筋骨。

牡鼠

耳短头圆牡鼠王，

灰白腹面尾巴长。

毛尖棕色足粗大，

野外繁殖能力强。

长在住宅田野地，

采集入药晒干藏。

微温甘味归脾肺，

清热祛风治骨伤。

【诗解】

1. 古方传承。

2. 雄鼠。

3. 甘温无毒。

4. 疗骨折续筋骨。

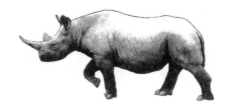

犀

通体无毛小眼睛，

耳长头大嗅觉灵。

皮肤坚厚灰黑色，

短角形锥肢壮行。

生在泥塘荒草地，

采集入药保鲜成。

酸咸味苦无毒性，

凉血除烦能定惊。

犀

【释名】似。

【气味】犀角：苦、酸、咸、寒、无毒。

【主治】

犀角：

吐血不止、小儿惊。

消毒解热、下痢鲜血。

【诗解】

1. 古方传承。

2. 犀牛角。

3. 苦酸咸寒无毒。

4. 止吐血，消毒解热。

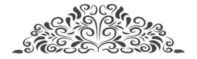

人
部

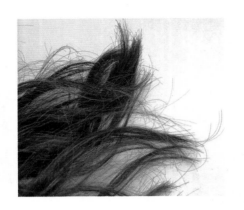

乱发

【气味】苦、微温、无毒。

【主治】

鼻血不止、肺疽吐血。

诸窍出血、小便尿血。

血淋苦痛、大便泻血。

月经不通、黄疸尿赤。

大小便闭、下疳湿疮。

乱发

乱发亦属本草纲，

体轻质脆亮黑光。

火烧研末应需用，

成块煎汤效果强。

长在人头常洗理，

采集入药晾干藏。

性平味苦归肝胃，

止血化瘀疗外伤。

【诗解】

1. 古方传承。

2. 人的头发。

3. 苦温无毒。

4. 归经肝胃。

5. 止血化瘀。

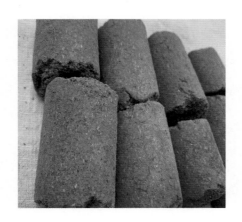

人中黄

人中黄

表面皮粗形柱圆，

纤维交错纵横缠。

粪坑浸渍超三月，

成品中黄质硬坚。

甘草封塞竹筒内，

加工入药晾风干。

性寒甘味归心胃，

清热消食能化痰。

【主治】

　　呕血吐痰、心烦骨蒸。

【诗解】

1. 古法制作。

2. 甘草装竹筒于人粪坑浸渍。

3. 归经心胃。

4. 清热解毒。

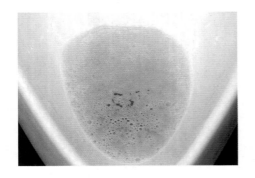

人尿

人尿收集本草纲，

下通水道入膀胱。

宜应选用中间段，

泻火清心称秘方。

来自儿童新小便，

采接入药保鲜藏。

性寒咸味归肝肺，

止血滋阴治损伤。

人尿

【气味】咸、寒、无毒。

【主治】

久嗽涕唾、肺痿。

时发寒热、颊赤气急。

吐血、鼻血。

绞肠沙痛、休息痢。

跌打损伤、痔疮肿痛。

【诗解】

1. 古方传承。

2. 儿童新小便。

3. 归经肝肺。

4. 止血滋阴。

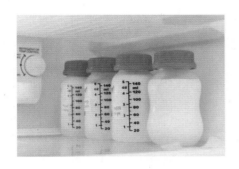

人乳

【气味】甘、平。

【主治】

  补脾益肾。

人乳

奶水浓稠营养人，

增强消化抑杀菌。

洁白颜色最为上，

益智安神壮骨筋。

来自产期新乳母，

采集入药保鲜存。

咸平甘味归心肺，

养血通经能补阴。

【诗解】

1. 古方传承。

2. 产期新乳母奶水。

3. 归经心肺。

4. 养血痛经补阴。

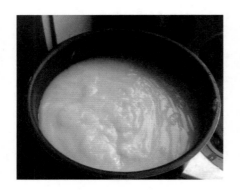

溺白

此物归属本草纲，

精心漂洗去杂脏。

坩锅炭火煅成品，

固体灰白质硬刚。

取自沉结污尿垢，

采集作药晒干藏。

性平咸味入肝肺，

清热消瘀治烫伤。

溺白

【气味】咸、平、无毒。

【主治】

诸窍出血、鼻血不止。

偏正头痛、口舌生疮。

【诗解】

1. 古方传承。

2. 沉结尿垢。

3. 归经肝肺。

4. 消瘀治烫伤。

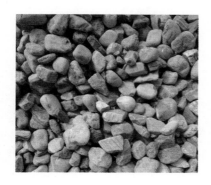

秋石

此物收属纲目中，

阴阳煅炼玉白莹。

如今已改古人法，

熬制食盐可凝成。

表面光泽石脆硬，

采集作药用干晶。

性寒咸味入经肺，

降火滋阴能涩精。

秋石

【气味】咸、温、无毒。

【主治】

　　虚劳冷疾、小便频数。

【诗解】

1. 古法传承。

2. 石膏浸入儿童便制成。

3. 咸温无毒。

4. 归经肺。

5. 降火、滋阴、涩精。

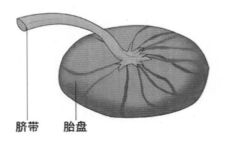

脐带　胎盘

人胞

【气味】甘、咸、温、无毒。

【主治】

妇女骨蒸劳损、大小疾。

安神养血、益气补精。

人胞

此品收集纲目中，

适宜保健养颜容。

调节生理添活力，

免疫功能可大增。

足月胎盘常入药，

加工洗净晒干成。

甘咸温性归肝肺，

补气安心能益精。

【诗解】

1. 古方传承。

2. 足月胎盘。

3. 归经肝肺。

4. 补气益精。

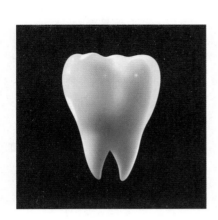

人牙

【气味】甘、涩、平。

【主治】

心烦多梦。

人牙

本品归属本草纲,

民间土法验单方。

小烦多梦有奇效,

自古传承乃正常。

脱落人牙能入药,

清洁洗净晒干藏。

气平甘涩有毒性,

治疟除劳医痘疮。

【诗解】

1. 民间验方。

2. 脱落的人牙。

3. 甘涩有毒。

4. 治疟医痘疮。

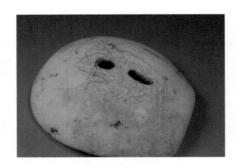

天灵盖

此物归属纲目中，

神医曾用救生灵。

烧灰研末治顽症，

迷信瞎说当认清。

顶骨天生能入药，

单方治病有传承。

气平咸涩无毒性，

医肺安神能补精。

天灵盖

【气味】咸、涩、平。

【主治】

补精养神。

【诗解】

1. 古方传承。

2. 人的头定骨。

3. 咸涩无毒。

4. 安神补精。

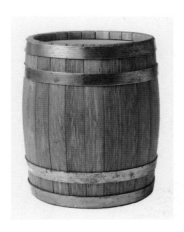

人粪

此物归属本草纲，

加工炮制去污脏。

清洁干净少公害，

尊重科学增健康。

人粪从来能入药，

医家治病有单方。

气寒味苦无毒性，

清热消嗝治痘疮。

人粪

【气味】涩、寒。

【主治】

　　清热、降火、凉血。

【诗解】

1. 古方传承。

2. 加工炮制大便。

3. 味苦无毒。

4. 清热消嗝。

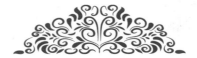

原序

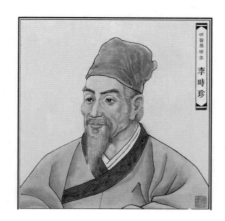

李时珍

李氏蕲州有故乡，
时年封赐太医郎。
珍稀明鉴尽心力，
著述传承奉智商。
本土钩沉寻宝藏，
草民询问觅丹方。
纲维济世救人命，
目录齐全论主张。

李时珍

长耽典籍啖甘饴，
鉴古明今觅珍奇。
岁历七旬识本草，
稿凡三易释难疑。
采集珠玉列纲目，
荟萃灵丹医痼疾。
付梓晚来成憾事，
悬壶济世叹嘘唏。

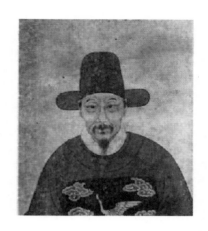

王世贞

弱冠登朝做尚书，
文坛七子耀明珠。
皇明奇事述根脉，
艺苑卮言校误区。
笔法诗风昌古雅，
史乘考证忌空虚。
序言精彩张纲目，
一代山人录不觚。

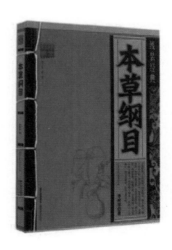

《本草纲目》

稿凡三易僭书名，

广采博收集大成。

明辨珍稀勘正误，

悉陈宝藏剪纷仍。

综核究竟窥渊海，

规范形声定内容。

济世方家留本草，

灵丹妙药救苍生。

◎神农本经名例

（1）

上药百廿为君，

主养命以应天。

无毒久服不伤，

轻身益气延年。

中药百廿为臣，

主养性以应人。

无毒有毒斟酌，

宜遇病补虚羸。

下药百廿五佐，

主治病以应地。

多毒不可久服，

欲去寒热邪气，

破积聚能愈疾。

三品三百六十五，

法三百六十五度，

一度一日成一岁，

倍数七百三十名。

（2）

神农本草，

药分三品。

陶氏别录，

始分部类。

唐宋诸家，

大加增补。

朱墨之别，

三品已紊。

一药数条，

二物同处；

木居草部，

虫入木部。

水土共居，

虫鱼杂处。

淄渑罔辨，

玉王不分。

名已难寻，

实何由觅。

（3）

今则通合，

诸家之药。

析十六部，

古今皆存。

当分者分，

当并者并。

当移者移，

当增者增。

不分三品，

惟逐各部。

物以类从，

目随纲举。

药标总名，

气味主治。

释名集解，

发明详目。

辨疑正误，

附录附之。

单方附后，

详其之用。

大纲明注，

本草三品。

小纲明注，

各家之名。

分注古今，

出处不没。

是非有归，

各书着落。

旧章剖析，

支脉分明。

非敢僭越，

便讨寻尔。

君臣佐使，

宣摄合和。

一君二臣，

三佐五使。

一君三臣，

九佐使跟。

（4）

单使一件，

根茎花实，

苗叶皮核，

节肌泪膏。

兼用全用，

一物两用，

四时分时，

不可一律。

药有七情，

相须相使，

相恶相畏。

相反相杀，

帝王霸道，

相互制约。

（5）

气味浓薄，

性用躁静。

治体多少，

力化浅深。

正者正治，

反者反治。

逆者正治，

从者反治。

（6）

赤松子

上古仙家帝雨师，

深山隐逸悟先知。

赴汤蹈火凭真气，

化玉强身秀壮肌。

释道轩辕启智慧，

点拨宰相授天机。

辨识百草得灵异，

不老长生待解谜。

（7）

安期生

泼墨桃花岛上红，

天台修炼千岁翁。

秦皇索命求仙药，

项羽逼宫作仆从。

隐逸蓬莱食巨枣，

云游四海救生灵。

醉心黄老研奇术，

无韵离骚留大名。

（8）

李八百

蜀地云游八百年，

紫阳方士隐深山。

采药行医施法术，

炼丹传道做神仙。

七星井淬降妖剑，

八面风吹驱鬼幡。

美酒洗濯颜不老，

点拨公昉度尘凡。

（9）

刘晨

刘晨阮肇上天台，

采药深山回不来。

仙女相识结伉俪，

凡夫招赘美裙衩。

归乡问路无人晓，

返谷寻家坠雾霾。

神话传说非志怪，

至今石叟在徘徊。

（10）

轩辕集

分身有术善逢迎，

采药深山伴虎龙。

金殿猜迷惊圣驾，
洞天狂啸震妖精。
百年修练先得道，
千里腾飞自在行。
济世众生识本草，
罗浮隐逸念真经。

◎七方

伤寒明理论七方，
寒热温凉四气阳。
酸苦辛咸甘淡味，
七分方制定规章。
偶奇并用克顽症，
单复相容攻异常。
治有缓急察远近，
祛邪扶正借柔刚。

（1）

大方

一顿服完数量多，
主攻疾患动真格。
君臣相佐形合力，
众味协调治重疴。
远近能达生性猛，
下焦可去有知觉。
平衡借用虎狼药，
寒热消弥端老窝。

（2）

小方

君一臣二小方成，
量少频服同等功。
斜气轻微能化解，
上焦浮浅可疏通。
病无兼证勿需猛，
味有专攻宜用平。
肺九心七急下走，
肝三脾五肾单行。

（3）

缓方

对症攻防重缓和，
圣人治病讲妥贴。
单独入药形合力，
结伴强身抗体活。
多味无毒扶正气，
加甘有效去沉疴。
互相牵制生奇效，
固本驱邪能补缺。

（4）

急方

病势危急用此方，
汤剂荡涤速超常。
气薄发汗能通畅，
味厚回阳可固强。

药重猛刚宜治本，

毒轻疏缓自舒张。

升沉兼顾显威力，

上下协调共克刚。

（5）

奇方

自古有其方，

合阳数字奇。

单独一味药，

治病近相宜。

（6）

偶方

有药合阴数，

从来曰偶方。

汤剂需两味，

治病远相当。

（7）

复方

方外加别药，

均齐分量匀。

增强针对性，

克病力千钧。

十剂

重涩滑湿燥，

宣通补泄轻。

十剂之大体，

用药看详情。

（1）

宣剂

承流宣化去邪灾，

五郁三阴涌气开。

痞满瘀积通上下，

胸生闷胀泻中怀。

胃痰催吐汤剂散，

咳喘消弥利药排。

久病失常攻内里，

形成合力破壅塞。

（2）

重剂

重剂凡四可强攻，

疏通去怯有效能。

镇坠开启宜矿物，

下沉渐进选石英。

雄黄铁粉平肝正，

水银沉香止喘宁。

吐逆痰涎需震落，

气浮惊悸固其精。

（3）

轻剂

轻开肌表去风邪，

汗泄毒熏引按摩。

发热身疼宜散火，

上焦气闭可清浊。

脉浮无力非实证，

痞满难行是阻隔。

窍闭升麻能探吐，

启阳通便化瘀结。

（4）

滑剂

滑能养窍去留着，

涩致三焦成束约。

经络阻塞沉脏腑，

气结郁凝现形邪。

木通淡泄驱湿热，

葵子疏通宜润泽。

半夏茯苓行小便，

攻坚破燥用黄檗。

（5）

补剂

补药方剂益诸虚，

疑难杂症可消除。

人参羊肉驱羸弱，

甘草生姜填不足。

苦柏黄芪能壮肾，

当归五味助肝舒。

甘温谷菜生精血，

调整阴阳气有余。

（6）

湿剂

荣卫涸流湿去枯，

津耗滋润化冲突。

补辛走气驱积液，

救肺明阳祛燥浮。

咳嗽无痰实痿弱，

口干有热乃结濡。

盐消真水畅通顺，

养血枸杞多用途。

（7）

通剂

壅盛成留滞，

祛沉利血行。

湿邪存体内，

淡味促流通。

（8）

泄剂

去闭当实泄，

催生下气行。

汤剂融五味，

诸痛皆能清。

（9）

涩剂

涩能收敛固滑脱，

酸味方剂克病魔。

洞泄自遗失控制，

汗出耗散欠融和。

肾虚不禁用金锁，

久嗽亡津扼血竭。

气壮阴阳扶主帅，

药汤凝力补中缺。

（10）

燥剂

小豆桑皮可去湿，

大寒久冷燥驱离。

内伤脾肾生于水，

外感经筋蓄在皮。

姜附胡椒能吐利，

黄连栀子破瘀积。

巧施诸药行逐引，

苦味合剂消肿肢。

◎气味阴阳

（1）

积阳为天，

积阴为地。

阴静阳躁，

阳生阴长。

阳气肃杀，

阴气收藏。

阳化为气，

阴能成形。

（2）

阳为气，

阴为味。

味归形，

形归气。

气归精，

精归化。

精食气，

形食味。

化生精，

气生形。

味伤形，

气伤精。

精化气，

气伤味。

（3）

阴味出上窍，

阳气出上窍。

清阳发腠理，

浊阴走五脏。

清阳实四肢，

浊阴归六腑。

（4）

味厚者为阴，

味薄阴中阳。

气厚者为阳，

气薄阳中阴。

（5）

味厚则泄，

味薄则通。

气薄发泻，

气厚发热。

（6）

辛甘发散为阳，

酸苦涌泻为阴。

咸味涌泄为阴，

淡味渗泄为阳。

六者收散缓急，

润躁软坚利行，

调其气使之平。

（7）

药有温凉寒热气，

辛甘淡酸苦咸味。

升降沉浮之相互，

厚薄阴阳之不同。

（8）

一物之内，

气味兼有。

一药之中，

理性皆备。

气同味殊，

味同气异。

（9）

气如同天，

温热者天之阳，

凉寒者天之阴。

天有阴阳，

风寒暑湿燥火，

三阴三阳上奉。

味如同地，

辛甘淡者地之阳，

酸苦咸者地之阴。

地有阴阳，

金木水火土，

生长化收藏下应。

气味薄者，

轻清成象，

本乎天者亲上。

气味厚者，

重浊成形，

本乎地者亲下。

（10）

天食人五气，

地食人五味。

五气入鼻，

藏于心肺，

上使五色修明，

声音能彰。

五味入口，

藏于肠胃。

味有所藏，

以养五气，

气和而生，

津液相成，

神乃自主。

◎五味宜忌

金木水火土，

辛酸咸苦甘。

毒谷果畜菜，

攻养助益充。

辛酸甘苦咸，

散收缓坚软。

气味合而服，

补精又益气。

五味各有利，

病随时所宜。

阴之所生，

本在五味。

阴之五宫，

伤在五味。

骨正筋柔，

气血以流。

腠里以密，

骨气以精。

春夏养阳，

秋冬养阴。

以从其根，

二气常存。

（1）

五欲

肝心脾肺肾，

酸苦甘辛咸。

五味合五脏，

五欲顺气添。

（2）

五宜

青赤黄白黑，

酸苦甘辛咸。

肝心脾肺肾，

宜食四味全。

（3）

五禁

肝心脾肺肾，

辛咸酸苦甘。

宜食相对应，

甘酸咸苦辛。

省酸增甘，

春宜养脾。

省苦增辛，

夏宜养肺。

省辛增酸，

秋宜养肝。

省咸增苦，

冬宜养心。

四季省甘，

增咸养肾。

五味入胃，

喜归本脏。

有余之病，

宜本味通。

（4）

五走

酸伤筋，

辛胜酸。

苦伤气，

咸胜苦。

甘伤肉，

酸胜甘。

辛伤皮，

苦胜辛。

咸伤血，

甘胜咸。

（5）

五过

味过于酸，

肝气以津。

脾气乃绝，

肉胝唇揭。

味过于苦，

脾气不濡。

胃气乃浓，

皮槁毛拔。

味过于甘，

心气喘满。

色黑肾虚，

骨痛发落。

味过于辛，

筋脉沮绝。

精神乃失，

筋急爪枯。

味过于咸，

大骨气劳。

短肌心抑，

脉涩变色。

五走五伤，

本脏自伤。

即阴五宫，

伤在五味。

本脏之味，

伐其所胜。

脏气偏胜，

五过即生。

◎ 五味偏胜

（1）

五味入胃，

各有所喜。

酸先入肝，

苦先入心。

甘先入脾，

辛先入肺。

咸先入肾，

久而增气。

物化之常，

气增而久，

夭之由也。

（2）

入肝为温，

入心为热，

入肺为清，

入肾为寒。

入脾至阴，

四气兼之。

皆增其味，

而益其气。

本脏之气，

久则从化。

气增不已，

脏气偏胜。

脏有编绝，

必有暴夭。

（3）

阴阳之道，

偏则为疾。

阳剂刚胜，

积若燎原。

阴剂柔胜，

积若凝水。

大寒大热，

当从权用。

◎ 标本阴阳

治病应当标本清，

阴阳内外弄分明。

后传先受各施治，

轻重缓急逐克攻。

肝受虚邪祛肾水，

气滋中满破瘀痛。

荣穴针刺泻心火，

药引合剂畅络经。

◎升降浮沉

药有升降，
浮沉化生，
长收藏成，
以配四时。
春升夏浮，
秋收冬藏，
土居中化。
味薄者升，
气薄者降。
气厚者浮，
味厚者沉。
气味平者，
兼而有之。
甘发形上，
苦泻形下。
酸收性缩，
咸软性舒。
鼓掌成声，
沃火成沸。
二物相合，
象在其间。
五味相制，
四气相和。
酸咸无升，

甘辛无降。
寒无升浮，
热无沉降。
升引咸寒，
沉达下焦。
沉引以酒，
浮上颠顶。
一物之中，
根升梢降。
生升熟降，
在物在人。

◎四时用药例

必先岁气，
毋伐无和。
升降浮沉，
相应顺之。
寒热温凉，
相因逆之。
春加辛温，
顺之升气。
夏加辛热，
顺之浮气。
长夏宜加，
甘苦辛温。
相因以顺，

化成之气。

秋加酸温，

顺之降气。

冬加寒苦，

顺之沉气。

省酸增甘，

春宜养脾。

省苦增辛，

夏宜养肺。

省甘增咸，

长夏养肾。

省辛增酸，

秋宜养肝。

省咸增苦，

冬宜养心。

舍本从标，

味有时药。

春用辛凉，

以此伐木。

夏用咸寒，

以此抑火。

秋用苦温，

以此泄金。

冬用辛热，

以此涸水。

夏月伏阴，

冬月伏阳。

逆顺之理，

推之可知。

春得秋病，

夏得冬病，

神而明之，

机而行之。

变通权宜，

不可拘泥。

四时制药，

芍药为脾，

苍术为胃，

柴胡为时，

脏器少阳，

应对发生。

寒热之药，

甘草调和。

唯中满者，

乃禁用甘。

◎ 五脏五味补泻

（1）

肝心脾肺肾，

酸苦甘辛咸。

五味入五脏，

收坚缓散软。

（2）

散洁润燥，

生津通气。

收缓敛散，

缓急调中。

燥湿坚软，

软坚利窍。

五味之功，

对应生放。

实则泻子，

虚则补母。

甘草补甘，

味子补心。

白术补脾，

泽泻补肺。

知母补肾，

本性不变。

或补或泻，

因时而异。

温凉寒热，

迭相使用。

◎六腑五脏用药气，味补泻

（1）

六腑五脏，

气味补泻。

温热凉寒，

辛咸酸苦。

各从其宜，

补泻脏腑。

（2）

安谷则昌，

绝谷则亡。

水去营散，

谷消卫亡。

神无所居，

所胜平之。

养血温卫，

血温气和。

营卫乃行，

天命有常。

◎相反诸药，三十六种

甘草反大戟，

芫花反甘草，

甘草反甘遂，

海藻反甘草。

大戟反芫花，

海藻反大戟。

乌头反贝母，

栝楼反乌头，

乌头反半夏，

白蔹反乌头，

乌头反白及。

藜芦反人参，

沙参反藜芦，

藜芦反丹参，

玄参反藜芦，

藜芦反苦参，

细辛反藜芦，

藜芦反芍药，

狸肉反藜芦。

河豚反煤炱，

荆芥反河豚，

河豚反防风，

菊花反河豚，

河豚反桔梗，

甘草反河豚，

河豚反乌头，

附子反河豚。

蜜反生葱，

柿子反蟹。

◎脏腹虚实标本用药式

（1）

肝

藏魂属木，

胆火寄中。

标本之病，

虚实对应。

有余泻之，

不足补之。

本热寒之，

标热发之。

（2）

心

藏神包络，

代君行令。

标本之病，

火实泻之，

神虚补之。

本热寒之，

标热发之。

（3）

脾

藏意属土，

万物之母。

标本之病，

土实泻之，

土虚补之，

本湿除之，

标湿渗之。

（4）

肺

藏魄属金，
总摄元气。
标本之病，
气实泻之，
气虚补之。
本热清之，
本寒温之，
标寒散之。

（5）

肾

藏志属水，
天一之源。
标本之病，
水强泻之，
水弱补之，
本热攻之，
本寒温之，
标寒解之，
标热凉之。

（6）

胆

同肝属木，
少阳相火，
发生万物，
决断之官，
十一脏主。

标本之病，
实火泻之，
虚火补之，
本热平之，
标热和之。

（7）

胃

属土容受，
水谷之海。
标本之病，
胃实泻之，
胃虚补之。
本热寒之，
标热解之。

（8）

大肠

属金主变，
传送之官。
标本之病，
肠实泻之，
肠虚补之。
本热寒之，
本寒温之，
标热散之。

（9）

小肠

分泌水谷，

受盛之官。

标本之病，

实热泻之，

虚寒补之。

本热寒之，

标热散之。

（10）

膀胱

主津之官，

为胞之府。

气化能出，

诸病相干。

标本之病，

实热泻之，

下虚补之。

本热利之，

标寒发之。

【注释】

《神农本草经》把中药进行了分类，即上药、中药、下药。

1. 上药——指疗效极高的上等药、仙药。

2. 中药——中药比上药的作用药强，但有副作用。

3. 下药——下药药效较强，短期使用能解除病痛。

三品——三品是古代的一种药物分类方法。当时认为没有毒性，可以多服久服的列为上品；没有毒或有毒而须斟酌使用，应为可以治病补虚的，列为中品；多毒而不能长期服用，能祛寒邪，破积聚的列为下品。

君、臣、佐——指上药、中药、下药。

赤松子——传说中的神话人物。

安期生——传说中的神话人物。

李八百——传说中的神话人物。

刘晨、阮肇——传说中的神话人物。

轩猿集——传说的的神话人物。

七方——指大、小、缓、急、奇、偶、复七方。

十剂——指宣、重、轻、滑、补、湿、通、泄、涩、燥十剂。

后 记

我写《医圣千秋　本草神韵》前后用了三年左右的时间。因为是用中华新韵写的近体诗，一开始暂定名为《本草新韵》。

今年初夏，在京相识崇石斋主人周宏兴教授。他建议将诗集定名为《华夏千年，本草神韵》，我认为有道理，如果将"华夏"改为"医圣"这样更准确些。周老赞同，说"改得好"！

周宏兴教授毕业于北京大学中文系，任中国人民大学文学院教授几十年。是我国著名作家、教育家、诗评家、艺术收藏与鉴赏家。北京人文大学创校校长、中国书画艺术学院院长、驰名海内外的书法艺术大家。

能得到这样一位大师的指教和惠爱，对于我这个名不见经传的诗词爱好者，是极大的鼓舞，倍感荣幸！

周教授为《医圣千秋　本草神韵》付梓付出了大量心血：他亲自为本书作序、题写书名并题词；还邀请席小平、晨崧等名家为本书题词。亲力亲为，不辞劳苦，推动本书的出版，令我深深感怀！

《本草神韵》的写作，主要依据古诗词网《本草纲目》电子图书、《中医世家》、《国家中医药名词术语成果转化与规范推广》、天津科学技术出版社出版的《本草纲目》珍藏本、以及吉林科学技术出版社出版的《图解本草纲目》。坚持"信以传信，疑以传疑"原则，只作白描，不添枝叶。个别地方，原文以顺口溜表达，以方便阅读。主要意图是把《本草纲目》写成科普化读物，让今人容易读，且感兴趣。

对于现行法规明令禁止的，如老虎、珍禽，不作具体采集描述，只让人们知道它能入药和性味、功能。释名和集注不清的，以新发现作了充实。在诗集的写作过程中，得到了紫竹公宋定国教授、山东大学文学院教授耿建华先生的热情指点；山东诗词界好友李克彬、李宝哲、罗富坤、张永琪、武绍飞等给予了鼎力支持，临沂玉峰印刷赵培英、韩梦洁女士付出了艰辛的劳动，在此一并感谢！

《医圣千秋　本草神韵》的出版，圆了我一个多年的梦想。如果在传承中华优秀文化遗产和弘扬中医药经典方面能发挥一点作用，那是我最想看到的结果。

张永臣

2021.11.11

写于临沂桃园家中